JN292282

事例で読み解く

周産期メンタルヘルスケアの理論

産後うつ病発症メカニズムの理解のために

編集
北村俊則　熊本大学大学院医学薬学研究部教授・臨床行動科学(こころの診療科)

執筆(執筆順)
北村俊則　熊本大学大学院医学薬学研究部教授・臨床行動科学
劉　清波　熊本大学大学院医学教育部・臨床行動科学
陳　孜　　中国四川省成都医学院応用心理教研室講師
松平友見　熊本大学大学院医学教育部・臨床行動科学
鹿井典子　熊本大学大学院医学教育部・臨床行動科学
田中奈緒　熊本大学大学院医学教育部・臨床行動科学
竹内美香　自由が丘産能短期大学准教授・能率科医療情報サービスコース
宇治雅代　熊本大学医学部附属病院非常勤医師・こころの診療科
平村英寿　熊本大学医学部附属病院医師・こころの診療科

医学書院

表紙の絵：北村冨紗子

事例で読み解く
周産期メンタルヘルスケアの理論
産後うつ病発症メカニズムの理解のために

発　　行　2007年12月1日　第1版第1刷Ⓒ
　　　　　2020年 8 月1日　第1版第5刷
編　　集　北村俊則
発行者　株式会社　医学書院
　　　　　代表取締役　金原　俊
　　　　　〒113-8719　東京都文京区本郷1-28-23
　　　　　電話　03-3817-5600(社内案内)
印刷・製本　アイワード

本書の複製権・翻訳権・上映権・譲渡権・貸与権・公衆送信権(送信可能化権を含む)は株式会社医学書院が保有します。

ISBN978-4-260-00606-4

本書を無断で複製する行為(複写，スキャン，デジタルデータ化など)は，「私的使用のための複製」など著作権法上の限られた例外を除き禁じられています．大学，病院，診療所，企業などにおいて，業務上使用する目的(診療，研究活動を含む)で上記の行為を行うことは，その使用範囲が内部的であっても，私的使用には該当せず，違法です．また私的使用に該当する場合であっても，代行業者等の第三者に依頼して上記の行為を行うことは違法となります．

［JCOPY］〈出版者著作権管理機構　委託出版物〉
本書の無断複製は著作権法上での例外を除き禁じられています．複製される場合は，そのつど事前に，出版者著作権管理機構(電話 03-5244-5088，FAX 03-5244-5089，info@jcopy.or.jp)の許諾を得てください．

まえがき

　こころの健康や不適応はある一時点で捉えるものではない．うつ病をはじめ多くの心理的不適応はその直前に「ストレス要因」が認められる．しかし，そうした「ストレス要因」は晴天の霹靂のように降って来るものではない．継時的に見れば必然性がある．こころの不適応はその個人のライフステージのある時点で必然的に起きたものなのである．さらに，人のこころの問題はその個人内部で完結するものでもない．世代から世代に受け継がれてゆく部分がある．パーソナリティ，養育態度，対処行動，心理症状の発現など，どのような心理・行動上の事柄を見ても，世代間の伝播が認められる．人のこころの問題は，いわばライフサイクルを作り，そのサイクルが時代を経て次の世代に受け継がれてゆく．当然，ライフサイクルは宿命ではなく，本人，周囲の人々，社会全体の努力で望ましい方法に変容することが可能である．

　周産期は長い人生のほんの一瞬の時期ではある．しかし，人のライフステージにおいて大切な意味をもつ段階である．さらに，世代間のライフサイクル再生産にとっても多大な影響力をもつ時点である．妊娠し分娩を迎える女性のこれまで隠されてきた生活史の重要事項が噴出することもある．この時点の親の様子，親子関係，養育環境が以降の子どもの心身の発達に影響することも報告されている．したがって，周産期の医療に従事する者は，単に女性たちに対し1年弱の期間のケアをするだけにとどまらない．その女性の過去の積み残し課題を解決し，その女性とその子の将来の健やかな生活とこころの健康の方向性をつけるという重大な役割をもっているのである．

　本書は，産後うつ病の心理社会的発症メカニズムを，ライフステージとライフサイクルという隠れたキーワードをもとに編集した．読者各位はおそらくすでに周産期ケアについて長い経験をおもちであろう．そうした読者は自身の臨床経験を本書の内容から理論として整理していただきたい．

これから周産期ケアの仕事を始める読者は，本書から産後うつ病発症の複雑さを理解し，現場で遭遇する諸問題に立ち向かっていただきたい．発症の機転を理解することは援助方針決定の基礎になる．

　なお，周産期メンタルヘルスについては，すでに『心理的問題をもつ妊産褥婦のケア―助産師による実践事例集』（中野仁雄監修，新道幸恵・北村俊則編集．医学書院）を刊行した．ここでは，周産期に見られるさまざまな心理的不適応を多くの事例で提示し，診断の枠組みと看護の基礎について紹介した．本書はしたがってこの続編といえる．そうなると，どうしても心理的援助技法についての解説が，第三の書籍として必要になろう．これについては，しばらくの準備をして執筆したいと考えている．

　本書が，よりよい周産期看護に資するのであれば編者の喜びである．

2007年11月

北村俊則

もくじ

まえがき

序　章　周産期メンタルヘルスケアにおける事例と理論 ——— 1
 ユウコさん……………1
  1．電話の向こうから沈んだ声で…
  2．初回セッション：育児に自信を失くし，気分も落ち込んで
  3．3回目のセッション：生活史が明らかに
  4．4回目のセッション：自殺企図は中学時代から
 産後うつ病発症のメカニズム……………10

第1章　DSM-IV の理解と周産期うつ病の疫学 ——— 13
 看護における診断はどう位置づけられるのか
 理論の紹介……………13
  1．周産期の精神疾患
  2．精神疾患の診断と DSM
  3．DSM-IV の多軸診断
  4．DSM-IV と産後うつ病
  5．うつ病と産後うつ病の疫学
 事例に戻って……………24

第2章　うつ病の症状構成 ——— 31
 理論の紹介……………31
  1．うつ病の症状の要素心理学的分類
  2．感情
  3．感覚と知覚
  4．時間体験
  5．思考と会話
  6．記憶
  7．自我機能
  8．離人症
  9．意識
  10．注意
  11．欲動と意志

　　　　12．疾患への態度
　　　　13．うつ病の症状の構造：因子分析
　　　事例に戻って……………43

第3章　ライフイベンツ ──────────────── 47
　　　理論の紹介……………47
　　　　1．ライフイベンツとメンタルヘルス
　　　　2．ライフイベンツの種類と評価方法
　　　　3．ライフイベンツとうつ病
　　　　4．ライフイベンツと周産期うつ病
　　　　5．何がライフイベンツを起こすのか
　　　事例に戻って……………58

第4章　ソーシャルサポート ──────────────── 65
　　　理論の紹介……………65
　　　　1．ソーシャルサポートの概念
　　　　2．ソーシャルサポートの評価
　　　　3．周産期うつ病とソーシャルサポート
　　　事例に戻って……………77

第5章　コーピング ──────────────── 85
　　　理論の紹介……………85
　　　　1．コーピングの概念
　　　　2．コーピングの分類と尺度
　　　　3．コーピングに影響を与える要因
　　　　4．コーピングと抑うつに関する先行研究
　　　　5．周産期の抑うつとコーピングに関する先行研究
　　　事例の中でのコーピング……………97

第6章　認知パターン ──────────────── 103
　　　理論の紹介……………103
　　　　1．うつ病と認知
　　　　2．Beckの認知の歪み理論
　　　　3．「認知」から「抑うつ」へ
　　　　4．認知パターンについての研究
　　　　5．認知パターンを形成するもの

　　　　事例に戻って……………112

第7章　パーソナリティ ────────────────── 121
　　　理論の紹介……………121
　　　　1. パーソナリティの概念
　　　　2. パーソナリティの評価
　　　　3. パーソナリティの成立
　　　　4. 周産期うつ病とパーソナリティ
　　　事例に戻って……………134

第8章　被養育体験 ──────────────────── 141
　　　理論の紹介……………141
　　　　1. 母親だけが養育者ではない：「母性論」を疑え
　　　　2. 愛着研究と養育の質，そして青年期以降の精神的健康の理論
　　　　3. Parker による Parental Bonding Instrument（PBI）の開発と親の養育態度項目
　　　　4. 被養育体験と周産期うつ病
　　　　5. 愛情欠損的統制の養育環境に支援介入する難しさとは
　　　　6. PBI の因子構造について
　　　事例に戻って……………157
　　　　1. 適用を開始する前に
　　　　2. 適用の開始

第9章　児童虐待 ──────────────────── 167
　　　理論の紹介……………167
　　　　1. 児童虐待 child abuse の概念
　　　　2. 児童虐待の頻度
　　　　3. 児童虐待とその長期転帰に関する研究
　　　　4. 児童虐待からうつ病発症へのプロセスについての理論
　　　　5. 児童虐待と産後うつ病の関係
　　　事例に戻って……………178

第10章　希死念慮と自殺 ──────────────── 187
　　　理論の紹介……………187
　　　　1. 自殺学の基礎的用語説明
　　　　2. 周産期の自殺学

事例に戻って……………196
 1．自殺の危険が迫っている場合

終　章　今後の課題 ──────────── 205
 次世代のために
  産後うつ病発症メカニズム……………205
   1．本書で触れたこと
   2．本書で触れなかったこと
  ユウコさんのその後……………211
  周産期メンタルヘルスサービス……………213

さくいん……………221

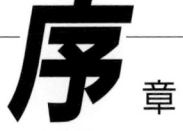

序章
周産期メンタルヘルスケアにおける事例と理論

北村　俊則

■ユウコさん

　ある日，あなたの勤める病院で出産したユウコさんから，電話がかかってきました．あれから半年が経過していましたが，ユウコさんのことははっきり覚えていました．彼女は19歳の初産婦でした．当時交際していた男性との間にできた赤ちゃん(ノゾミちゃん)でしたが，妊娠期間中に彼とは別れてしまい，分娩後は実家に戻っていました．あなたの気がかりの患者様のひとりでした．

　電話の向こうの彼女は，どうやら泣いているようです．気持ちは落ち込み，食欲もなく，何もする気が起きないといいます．早速，翌日来院してもらい面接を行いました．

1. 電話の向こうから沈んだ声で…

　　あなた　どうなさったのですか．
　　ユウコさん　最近，どんどん気持ちが落ち込むんです．自分は母親失格ではないかって考えたり…食欲もなくなりました．ちょっと買い物に行っても，ぐったり疲れます．
　　あなた　たしか音楽がお好きでしたね．

ユウコさん　はい，あの子が生まれてからも，あの子が寝たあとにCDで音楽を聴いていました．でも，最近は聞きたいとも思わないのです．考えることもゆっくりになって，気がつくとボーっとしていることに気がつきます．雑誌を読んでも集中できません．何か動きも緩慢で，母からもそういわれます．

あなた　そうしたことが始まったのはいつごろですか．

ユウコさん　もう3か月も前からです…．

あなた　一体どうしたんですか？

ユウコさん　全然子育てがうまくいかなかったのです．どう育てたらいいのかもわからなかったし…他のことも何ひとつできない状態になってしまって…．

あなた　そう考えるようになったのはいつからですか．

ユウコさん　病院を退院してすぐに実家にもどりました．最初のうちは良かったのです．1か月健診の直後に，夜，赤ちゃんの泣き声で目を覚ましたのですが，ぐったりと疲れていて，すぐに起きることができずミルクをあげるのが遅くなってしまったことがありました．それがあってからのような気がします…．

あなた　そのときどんな風に考えたのですか．

ユウコさん　家事も育児も，完璧にしないといけないってわかってるけど…でも思うようにできなかったので，母親として失格だ，とか，生まなければ良かったとか…ノゾミが泣いていたのに起きられないなんて，駄目な母親ですよね．

あなた　妊娠中は子育て本や雑誌をよく読んでおられましたね．

ユウコさん　はい，でも，自分で思い描いていたようにうまくできない自分を「この件だけじゃなく，他の面でも子どもをきちんと育てられていない気がして…」と，責めているようで…．

あなた　ユウコさん，ご妊娠中にはあれほど赤ちゃんが生まれることをこころ待ちにしておられたでしょ．彼と別れても私には赤ちゃんがいるからって…．

ユウコさん　妊娠中は，なんか楽しかったけど，今はどうして赤ちゃんなんて産んだんだかわかんないんです．ミルクは，母が「時間を決めて」って考えで，私もその考えでやらされてる感じがあるんです．もう，そんなに言うなら，お母さん，私の代わりに時間通りやってよって言いたい．自分が同じ母親教室の友達ママより上手にできたらどんなにいいかって思ってます．

あなた　お母様も随分手伝ってくれていますよね．

ユウコさん　私が苦しくてたまらないのに，「初孫はやっぱりかわいいわねえ！」って，とろけそうな顔してる母を許せない気持ちです．私の大変さをわかってない人なんて，はっきり言ってどうでもいいです．ときどき，「お世話つかれた．代わって」って言って，母が抱いて一晩中泣き止まなくて疲れきってても助けません．「ほらみろ，それでもうれしいって言えるかよ」って思ってしまうんです．もう自分が少しでも楽ならいいやって感じで…子育て本で，「自分が親になって変わったこと」って載ってました．「運命とか先祖とか，言葉で説明できない人と人とのめぐりあわせを信じるようになった」とか，「子育ては楽しい．没頭してあっという間に時間が過ぎる」とか，「子どもたちの未来のために戦争をなくしたい，地球環境を守りたいと思うようになった」とか．でも，私にはそんなこと絶対思えません．毎日の目の前のミルクとオムツで精一杯です．

そこであなたはユウコさんと週1回のセッションをもつことにしました．1回目のセッションは，ユウコさんの退院後の生活状況から始まりました．

2．初回セッション：育児に自信を失くし，気分も落ち込んで

ユウコさん　退院するときに「何かあったらいつでも相談にのるから連絡して」って電話番号を教えてくれたでしょ．あの頃はとにかく全部一人でやっていかなきゃって気負ってたから，私それですごく安心しました．もし本当に困ったことあっても，電話すれば何とかなるって思いました．

あなた　その後はどうだったんですか．

ユウコさん　ミルクが足りてるのかどうかわかんないし，自分の睡眠時間がなくて疲れるし，赤ちゃんを育てるってすごい大変なんだって思いました．でも，いつも退院のときに言ってもらった言葉を思い出して，困ったらいつでも相談できるんだから大丈夫って自分に言いきかせてたら，やっぱり何とかなりそうな気がしてきて，大変さが少しだけ軽くなりました．そうすると，もうちょっとだけがんばって自分にできることをやってみようって思いました．

あなた　それなのにどうして．

ユウコさん　いとこのお姉さんで，赤ちゃんの扱いに慣れている人が手伝いにきてくれたことがあったんです．その人は「ユウコは疲れてるだろうから全部私に任せてゆっくり休んで」って言ってお世話を代わってくれたんです．確かにからだは楽になったけど，気持ちは苦しくなっただけでした．お姉さんは抱っこの仕方もミルクのあげ方もオムツの替え方もすごい手際よくて，私はこんなに上手にできないよって思いました．ノゾミも私が世話するときよりずっと機嫌よく過ごしていて，いつもは私が下手だから気持ちよく過ごせないんだって言われているみたいに思いました．それですごい悲しくなっちゃったんです．実の母親の私がどんなにがんばってもだめで，母親じゃないお姉さんのほうがノゾミにとってはいいなんて，はっきり言ってショックです．

あなた　そうでしたか．

ユウコさん　その後も何回かお姉さんは手伝いに来て，いつも全部お世話を代わってくれました．でも，本当はお姉さんに期待していたのは，私がノゾミを世話するそばで，育児って大変だよねーって話を聴いてもらったり，こうしたらいいわよーってアドバイスしてもらうことで，全部お世話を代わってもらうことじゃないです．私が世話してるの見て，「ユウコ，大変だけどがんばってるね」って言ってもらいたかったのに．

あなた　そのことをどう思ったんですか．

ユウコさん　誰も私の本当の気持ちなんて考えてないんだって思って，自分

一人取り残されたような気がしました．それからは「何かあったらいつでも相談にのるから連絡して」って言ってもらってたのもすっかり思い出せなくなっていたし，育児のあいまに母親教室の友達ママとメールしたりおしゃべりしたりするのも全然楽しくなくてやめちゃいました．
　あなた　それでどんどん気持ちが落ち込んでいったんですね．

　最初から数えて3回目のセッションではユウコさんの生活史の話になりました．

3．3回目のセッション：生活史が明らかに

　ユウコさん　母はいまでは優しいですが，私が小学校の頃は「すぐキレる」ほうで，何かあると私を小突いたり，箒の柄で叩いたりしていました．燃えているタバコを腕に押し付けられたこともあります．私が母に話しかけても返事をしてくれることが少なくて，そういえば小さいころ母親が微笑んでくれた記憶があまりないんです．それでいて，口うるさく，寒い日に外出するときはセーターを着ていけとか，いちいち指図していました．中学に入ってもまるで小学生のように扱う母でした．高校で進路調査の頃に，他の子たちのように進学したいと母に言ったんです．そしたら「お父さんの病気で借金があるのよ，家のどこにそんなお金があるの」と泣かれてしまいました．そして「あなたが大学行って何になるの，勉強できないくせに」と言うんです．もう少し他の言い方があるんじゃないかと思いましたけど，言い返せませんでした．確かに，私の成績はあまりよくなかったし…．
　あなた　お父様は…．
　ユウコさん　父は，例えば期末試験の成績が悪いと，「女はだめだ」から始まって，「成績が悪いなら捨て子にする」「お前のような子は生まないほうがよかった」とまで言っていました．憶えているのは小学校の4年のときですが，私が頼んでもいないのに，「勉強をみてやる」とか言って，無理に漢字の書き取りをやらされたことがありました．私がちょっと間違えると「こ

んな字を書いていたらダメだ」とかいってゲンコツで叩かれました．本当にすごく痛くて，情けなくて，もう自分はダメな子なんだと心底思わされました．普段は勉強のことも何も，私にはあまり関心がないのに，ときどき突然にそんなことをする人でした．母は私が父に殴られているのを見ていても，何も言ってくれませんでした．父は月1回くらい，お酒をたくさん飲んで，母や私を叩くこともありました．ですから，うちの両親は子どもの目から見ても仲がよいとはいえない夫婦でしたね．父はパチンコで相当な金額も浪費していましたし…．それで母がサラ金から借金をしたことなどが原因で，夫婦喧嘩も絶えず，母が突然実家に帰ってしまうこともよくありました．そんなとき，父の食事の世話をするのが小学校高学年頃から私の仕事でした．私が中学1年のとき，父が肝臓を悪くして死んでからです，母の態度が変わったのは…．

あなた　そうだったんですね…．

ユウコさん　中学1年生のとき父に肝臓がんが見つかり，3か月間の入院のあとあっけなく亡くなってしまいました．実は，小学校の頃から父が早く死なないかと思ってました．だから父が吐血して死んだときも，悲しいというよりも，自分が「早く死ねばよい」と思ったことが事実になり，まるで自分が父を殺してしまったような気持ちになりました．

あなた　それで中学は…．

ユウコさん　父の病気の治療で借金が残ってしまいましたから，母はパートを時間いっぱい入れて，いつも忙しそうに働いていました．家計も，家庭の雰囲気も，全然，余裕なかったですね．母は私より早く出かけて，仕事が終わると少し飲んで帰って来ました．普段ほとんど話はできませんでした．私は学校ではバレーボール部に入っていました．でも，制服やユニフォームが古くなっても他の子のようには買い替えることができませんでした．保健室の先生が，私の身長が伸びて制服がきつくなってしまっているのに気がついてくれたんです．先生は転校して行った子や卒業生が残して行った制服を保存していて，それをくださいました．私なりに気を遣って言わなかったせいもあるのですが，本当に母は何もしてくれませんでし

た．

あなた　それでも，学校に続けて通ったのは大変な努力もあったと思うのですが…．学校での生活はどうでしたか？

ユウコさん　楽しくはなかったです．私も明るいほうではなかったし…いじめ…って言うんですか，そんなこともありましたね．

あなた　いじめが…．

ユウコさん　私の足が太いことを周囲の部員や級友がからかうんです．しばらくすると治まるだろうと思っていましたが，夏休みを過ぎても，かえってエスカレートするばかりでした．「ブタ！」などと口で言われることもありました．トイレに行って戻ってくると，カバンの中身がゴミ箱に入れられていたこともたびたび起こりました．朝登校すると黒板にブタの姿をした私の似顔絵が大きく書いてあったこともありました．こうしたイジメをだれも気がつかないような振りをするのも耐えられませんでした．男子生徒から小突かれることも増えてきました．抵抗するとかえってひどくなります．下校時に待ち伏せされて殴られたこともありました．

あなた　だれかに相談しましたか．

ユウコさん　いいえ．だってそんなことしたらあいつらのやり方はもっと巧妙になるから…．中学は，とにかく目をつぶって通り過ぎた感じです．いつも憂鬱でした．成績も伸びなかったです．今考えると，自分でもよく耐えたなと思います．それで，中学を出てからお店で働くようになったのです．知り合いの女性がブティックを経営していてそこで働かせてもらいました．仕事をするときも最善の努力をするようにしてました．仕事だけではありません．友人関係でもいつもがんばっていました．少しでも失敗したら，私にとっては全然駄目なのと一緒だから…．

あなた　努力家ですね．

ユウコさん　人からもよくそう言われていました．ブティックのオーナーからも信用されていましたし…．私と同じぐらいの年齢の同僚は定時に退社していましたが，仕事が片付かないときは残業もしました．仕事は完璧にこなしていたと思います．そうでなければ周囲から認めてもらえないで

しょ…．

あなた　妊娠とわかったときも…．

ユウコさん　そうです，自分の母親とは違う，本当に自分の子にとって世界一の母親になりたいと思って…．育児書もいっぱい読みました．ぎりぎりまで働いて…．

あなた　生まれてくる赤ちゃんにとって一番よいママになりたいと，できる準備はすべてしたのですね．

ユウコさん　ノゾミが夜泣きをしたときも…．

あなた　3か月前の？

ユウコさん　ええ，母は「うるさくて眠れないわ」って…．

あなた　そういわれてどう感じましたか．

ユウコさん　やっぱりいつもの母だって…．彼との交際が始まったときも「お前には無理だ」って否定されて…．

あなた　彼とはどこで．

ユウコさん　中学の先輩でした．当時大学生でバレー部の指導に来ていました．人気の男性で，他にも彼を好きになっている女性が何人かいることを知っていました．なので，卒業した彼からコクられたとき，とっさに，からかわれていると思いました．「こんな私を彼が好きになるはずはない」と思いました．交際が始まると，思っていた以上に誠実な人であることがわかりました．こんなに幸福な時間はこれまでの人生の中で1回もなかった．彼は誰よりも大切な人だと感じていました．

あなた　それがどうして別れることになったのですか．

ユウコさん　彼が卒業，就職し，デートの回数もそれまでと比べずっと減りました．新入社員が忙しいのはわかります．でも，彼から連絡が少ない週は，「もう私には興味がないのではないか」と，ひどく不安になりました．そのころ妊娠に気づいたのです．でも，忙しいのを理由に出産のことをぜんぜん相談に乗ってくれませんでした．バレー部にいた女性や会社の女性と仲良くなっていると妄想してしまいました．あるときキレてしまって…．それで…私って，あのときの母のようでした．

4回目のセッションの2日前にあなたの病院の救急部から連絡があり，ユウコさんが外来で処方された睡眠薬を30錠服用して救急車で来院したのでした．バイタルサインは正常で，数時間後に覚醒しました．あなたの顔を見てユウコさんは泣き出しました．

4．4回目のセッション：自殺企画は中学時代から

> あなた　とても心配しました…でも，意識がもどって本当に良かった．
> ユウコさん　すみません…．
> あなた　今どんなお気持ちですか．
> ユウコさん　…私なんて生きる価値ないんです．みんなに迷惑ばかりかけてるし…子どもにも申し訳ない．母親失格です．いま生きているのが残念です．
> あなた　…みんなに迷惑をかけていると感じておられたのですね…．お薬を大量に飲んだときは，どのようなお気持ちだったのでしょうか．
> ユウコさん　死ぬつもりでした…．昼間は母が留守にすることが多いので，その時間帯にやろうと以前から決めてました．部屋の中から鍵をかけて…お酒も飲みました…．あとは覚えていません．このまま，子どもを育てる自信がなかったんです．死ぬのは怖くありません．このまま生きてるほうが辛いです．私が死んだら母も子どもも幸せになれると思って…．死んではいけない理由がわかりません．
> あなた　…今回のようなことは過去にもありましたか？
> ユウコさん　…はい．中学生の頃に何度かリストカットをしてました．親には隠してましたけど…友達にも何人かいました．あと，薬局で買った風邪薬を一度にたくさん飲んで救急車で運ばれたことがあります．

母親によると，ユウコさんを呼んでも返事がなかったので，部屋まで行くと鍵がかかっていて不審に思った母が鍵をあけると，ユウコさんが部屋で倒れていて，空の薬帯が散乱していたことから，119番したとのことでした．

その後の面接で，ユウコさんが，企図の数日前に親戚の叔母に久しぶりに連絡し，これまでかわいがってくれてありがとうと述べていたことや，銀行の通帳も母親名義に変えていたことが明らかになりました．

　もちろんユウコさんは架空の人物です．しかし，周産期にはよく見かける女性です．本書では，こうした事例を理解する理論について解説していきます．

産後うつ病発症のメカニズム

　産後にうつ病が発症することは多くの国で認められている．産後のうつ病が他のうつ病からかけ離れた疾患であるものではない．うつ病は何らかのストレス状況で発症し，女性の場合にうつ病が発症しやすいストレス状況の1つが妊娠・分娩・育児の時期であるだけのことである．しかし，多くの女性が分娩を経験し（つまりストレスに暴露される），女性が体験するうつ病がその女性に影響するに留まらず，赤ちゃんの発達，母子関係，家庭環境に大きな影響を与えることから，多大な注目を集めている．産後うつ病を経験した女性は出産に恐怖感（出産恐怖）を抱くようになることもあろう．そのため次の妊娠を望まなくなることも想定できる．産後うつ病の早期発見と早期支援は，医療・看護の問題のみではなく，少子化対策上の隠れた重要課題である．

　では産後うつ病はどのようなメカニズムで発症するのであろうか．そもそも一般的にうつ病はどのようなメカニズムで発症するのであろうか．そのメカニズムがわかれば，支援や予防対策に大きく資するはずである．これまで産後うつ病あるいは広く周産期メンタルヘルスに関する書籍は多く出版されてきているが，多くは支援技術などに特化したものであり，産後うつ病の発症理論について言及したものは見当たらない．本書はこうした情報を提供することを目的として編集された．

　臨床現場で産後うつ病の女性の看護に当たるものは，クライエントの反応が思うように得られないとか，クライエントの言動が理解できない，あ

るいは今後の展開の予想がつかないなどの理由から，往々にして「何をしてあげればよいか」と迷い，ときに，心理的支援を継続することに意欲を失うことがある．こうした際に，産後うつ病の女性たちの心理を理論的に理解することは，支援者自身の安心感と自信につながり，そのことから継続して安定した支援を行うことができるようになる．

　ところでうつ病の発生原因はさまざまあり，1つに限定できるものではない．従来のうつ病研究者は多くの要因がうつ病発生に関与していることを報告し，さらにそれらの要因は相互に影響しあっている（図1）．本書はこれらの要因を1つずつ取り上げ，解説を加える．そして，常にユウコさんの状況に立ち返り，研究で得られた知識が臨床でどのように「翻訳」できるかについて述べる．多くの研究は臨床上の疑問から発したものであり，1つひとつの研究論文は臨床に役立つメッセージをもっている．しかし，研究論文の言葉を臨床に戻して活用するには十分な研究方法の知識が必要である．研究成果を臨床に還元するには事例に当てはめるサンプルを提示す

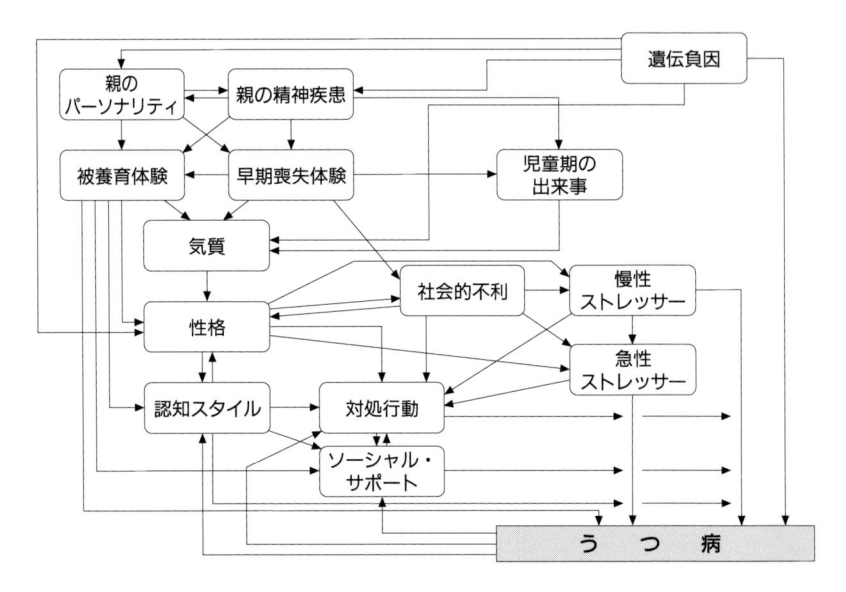

図1．うつ病発症のメカニズム

るのが手っ取り早いとわれわれは考えたのである．

　臨床家は1例ずつの事例から知恵を得てゆく．しかし，それはときに思い込みや誤解にもなりかねない．さらに自分が思い違いをしていることも気付かずにいる．これを修正するのが研究である．自分の臨床経験や臨床的直感が研究成果の示すところを大きく異なっているのであれば，臨床家の経験か研究結果の少なくともいずれか1つは誤っている．こうした認識は研究の進展の原動力となり，臨床技術の向上につながる．本書の内容と読者の臨床経験を比較し，両者に齟齬があれば，まさにそこが将来の周産期メンタルヘルス領域の発展の出発点である．

　図1はこれまでの自他の研究結果から，うつ病発症の設計図とわれわれが考えたものである．当然，この図は逐次，改訂するものである．しかし，ここで提示することで，本書の各章を読む読者の道案内になれば思い提示した．

第1章
DSM-IVの理解と周産期うつ病の疫学
看護における診断はどう位置づけられるか

劉 清波

■ 理論の紹介

1. 周産期の精神疾患

　従来から妊娠期間や産後の期間は女性にとって「最も輝いた時期」であり，心理的には大変安定している時期であると考えられてきた．妊娠・分娩・育児は女性が「母性」を意識し，豊かな時間を過ごす期間であるとの固定観念は日本だけのものでなく，欧米でも同様な「母性神話」は長い間，信じられていた．男性ばかりでなく多くの女性がこのように信じ，自身が産後にゆううつになっても，口外することすら憚られてきた．こうした固定観念が周産期メンタルヘルスの研究と臨床が注目を浴びなかった理由の1つである．

　こうした「母性神話」は1960年代ころから疫学研究者の発表から疑問視されるようになってきた．Paffenbarger(1982)は，オハイオ州ハミルトン郡の病院に入院した15歳から44歳の女性の統計から，産後1か月間の入院率が期待値を数倍上回っていることを報告した．精神医学の領域で産後うつ病を中心とした周産期精神疾患の研究と臨床が芽生えてきたのは1970年代半ばである．この先がけとなったのがPitt(1968)の行った臨床調査である．Pittの論文の表題にあるように，産後のうつ病は非定型の病態

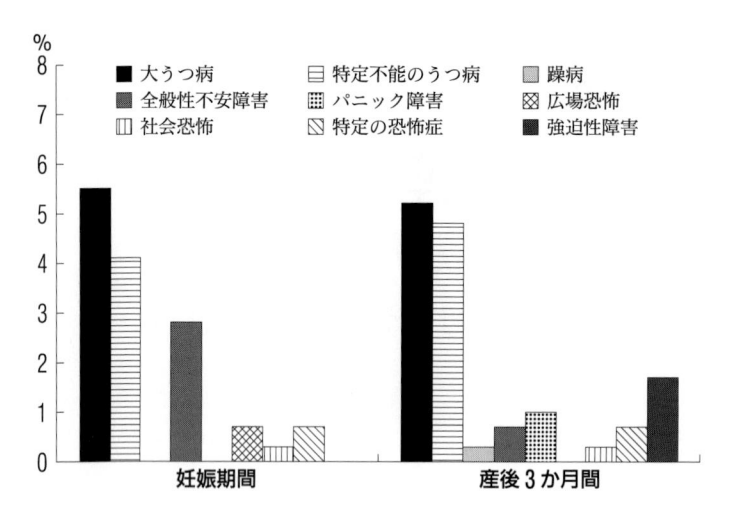

図2. 周産期に発生する精神疾患の頻度

と考えられていた．

現代の日本において，周産期の女性たちはどれほどの精神疾患を経験しているのであろうか．日本における周産期精神疾患の多施設疫学調査は，九州大学の中野を中心にした研究班によって1990年代後半に実施された（図2）．この結果から，妊娠期間中も産後も最も高頻度に見られる状態がうつ病であることが明らかとなった(Kitamura, Yoshida, Okano, et al., 2006)．本書がうつ病に焦点を当てた構成になっているのも，うつ病が周産期メンタルヘルスの重要項目であるからである．

2. 精神疾患の診断とDSM

身体疾患と異なり，精神疾患の診断では検査結果をその基礎にすることはまれである．精神科医や臨床心理士は患者の観察や面接から得られた所見（徴候 signs）や会話内容から得られる情報（症状 symptoms）をもとに，診断をつけている．また，かつては，精神疾病の分類学は卓越した精神科医—例えば Pinel, Griesinger, Kraepelin, Bleuler, Schneider—によって発展され，広められていた．そのため診断方法はよりどころになる理論や学

派の違いによって異なっていたのである(Kendler, 1990).

アメリカにおいては，アメリカ精神医学会 American Psychiatric Association(APA)が Diagnostic and Statistical Manual of Mental Disorders(DSM：American Psychiatric Association, 1952)を公認的な精神障害の命名法として出版している．DSM はその初版(DSM-I)が 1968 年に発表され，その改訂版(DSM-II)が 1968 年に出版された(DSM-II；American Psychiatric Association, 1968)．ところが，DSM-I や DSM-II は記述的精神医学と力動的精神医学の影響を大きく受けて，記述的分類と病因に基づいた分類が混在していて，あいまいなところが多かったために，診断する人の主観によって，診断が左右されてしまい，多くの批判を招いたのである．

1980 年に Spitzer は，DSM-III(American Psychiatric Association, 1980)の編集に当たって，仮説的な病因論を避け，明確に同定できる症状に基づいた分類を採用して，新しい診断基準を作った．DSM-III 以来，約 7 年に一度の頻度で改訂がなされてきている．DSM-III-R(American Psychiatric Association, 1987)と DSM-IV(American Psychiatric Association, 1994)は DSM-III の無理論的 atheoretical 立場を維持している．最新版のDSM-IV-TR(American Psychiatric Association, 2000)はいわゆる診断基準のレベルでは，DSM-IV とほとんど変わっていない．TR が Text Revision であることからわかるように，解説部分の改訂が中心であった．DSM-IV は現在，標準的診断分類とその基準として世界的に用いられている．

3. DSM-IV の多軸診断

ところで，看護の領域で診断行為の目的は何であろうか．まず患者の現在の状態を的確に把握することが看護診断の重要課題である．しかし，それだけでは医療職・看護職の者が行う患者ケアの役には立たない．次に，何もしないでおくとどうなるかの判断(予後予測 prognosis)は不可欠である．放置しても間もなく回復するなら医療的・介護的介入はほとんど不要である．一方，放置すれば生命の危機が発生すると予測できるのであれば，

医療的・看護的介入は直ちに取られなければならない．また，介入が必要な場合は，どのような介入が適切かを決めなければならない(治療方針の決定)．この観点から見ていくと，医療看護の領域での広い意味の診断行為は，単なる病名診断では済まないことがわかる．

　病名診断は疾病分類学的範疇 nosological categories といわれる．肺炎，狭心症，糖尿病，悪性黒色腫，統合失調症…など，われわれが日常的に「診断名」「病名」と呼んでいるものがここに含まれる．疾病分類学的範疇としての診断行為は，詳細を見ればさまざまに異なる(例えば糖尿病であれば，訴えは口渇，頻尿，全身倦怠，視力低下などさまざま)多数の患者から共通した診断項目(糖尿病であれば高血糖値でわかる耐糖能の障害)を選び出し，共通項を有する患者を1つの診断名(病名)でひとまとまりのグループであると認定する作業であるといえる．こうすることで，予後判定や治療方針の決定に一定の寄与はできる．しかし，病名診断以外にも重要な情報がある．基本的人口統計学的変数(性別，年齢，職業など)以外に，病前の人格傾向，身体疾患の既往，ライフイベンツ，生育歴，これまでの社会適応状態など多くの情報が，その個人に対する治療方針の決定ならびに予後判定に必要である．このことは精神疾患ばかりでなく身体疾患の看護診断でも重要視されている．精神疾患についてこれを列記したのが DSM-III 以降の多軸評価システムである(表1)．

　第I軸は臨床疾患を記載する．例えば，気分障害，不安障害などが含まれる．精神科医療において治療の目標となるのは多くの場合，精神疾患の消失あるいはその重症度の縮減である．当然に臨床疾患の診断が第I軸の事項として取り上げられるのである．診断基準を満たさないが臨床的援助

表1．DSM-IV の多軸診断

第I軸	臨床疾患，臨床的関与の対象となることのあるほかの状態
第II軸	パーソナリティ障害と精神遅滞
第III軸	一般身体疾患
第IV軸	心理社会的および環境的問題
第V軸	機能の全体的評定

や介入が必要な状態(例えば家庭の不和など)もあるので，これをまとめてV codeと称し，第Ⅰ軸で記載するように編集されている．

　第Ⅱ軸は広範的に，長い間に持続して，とくに児童と思春期からの発達障害とパーソナリティ障害を記載する．第Ⅰ軸で評価される疾患は人生のある一時点から発症する．しかし，人生の早期から存在し，臨床疾患ほど目立たないが，その人の心理活動に重大な影響を与え，さらに臨床的介入の主要目標となる状態がある．これが第Ⅱ軸で評価されるパーソナリティ障害と精神遅滞(知的障害)である．例えば，パーソナリティ障害と不安障害が並存する場合，臨床家は目立つ症状の不安障害に注意を向け，診断も不安障害について決定すれば事足りると考えがちになる．そこで，両者を2つの独立した軸に分けて評価・記載することでより正確な診断を導けると考えたのである(第7章参照)．

　第Ⅲ軸は一般の身体疾患を記載する．身体疾患の存在が精神疾患の発症・経過・治療反応性に影響することや，その反対もよく知られている．

　第Ⅳ軸は心理社会的と環境的な問題を記載する．臨床疾患の発生は自然発生的に見られるものではない．多くの臨床疾患はストレスによって惹起される(Truant, 1995 a；1995 b)．例えば，人生の不幸な出来事，家族的または他の対人関係上のストレスと社会援助または人の資源の不足などがここに記載される内容である(第4章参照)．これらのストレス因子は精神疾患の診断，治療，予後に影響を与えているという点で非常に重要な情報である．

　第Ⅴ軸は人の全体的機能レベルを評価する．臨床家が，介入するかどうかを決めたり，介入の内容や程度を決めたりするのは，病名診断のみに依拠するものではない．個人の機能状態が重要な決定要因となる．発症前の機能以上に回復することは困難であるし，本来の機能が高い個人については，その機能状態までの回復努力が必要となる．ここに第Ⅴ軸の必要性がある．

　これら5つの要素は双方向の影響を与え合っていることが少なくない．例えば，心理社会的ストレス(第Ⅳ軸)が特定のパーソナリティの人(第Ⅱ

軸)に加わって，疾患が発症する(第Ⅰ軸)と通常考えられている．しかし，特定のパーソナリティの人ほどストレスにさらされる傾向が強いことが多いことが知られている(Bolger & Schilling, 1991；Breslau, Davis, & Andreski, 1995；Buss, 1987；Champion, Goodall, & Rutter, 1995；Daley, Hammen, Burge, Davila, Paley, Lindberg, & Herzberg, 1997；Daley, Hammen, Davila, & Burge, 1998；Davila, Hammen, Burge, Paley, & Daley, 1995；Farmer, Harris, Redman, Sadler, Mahmood, & McGuffin, 2000；Farmer, Redman, Harris, Mahmood, Sadler, & McGuffin, 2001；Fergusson & Horwood, 1987；Hammen, 1991；Headley & Wearing, 1989；Kendler & Karkowshi-Shuman, 1997；Kendler, Karkowshi, & Prescott, 1999；Maciejewski, Prigerson, & Mazure, 2000；Magnus, Diener, Fujita, & Pavot, 1993；McLennan & Bates, 1993；Ormel & Wohlfarth, 1991；Plomin, Lichtenstein, Pederson, McClearn, & Nesselroade, 1990；Pottoff, Holanhan, & Joiner, 1995；Rutter et al., 1997；Saudino, Pedersen, Lichtenstein, McClearn, & Plomin, 1997；Schroeder & Costa, 1984；Simon, Angell, Monroe, & Thase, 1993)．つまり，人柄が出来事を「ひきだす」可能性があるのであ

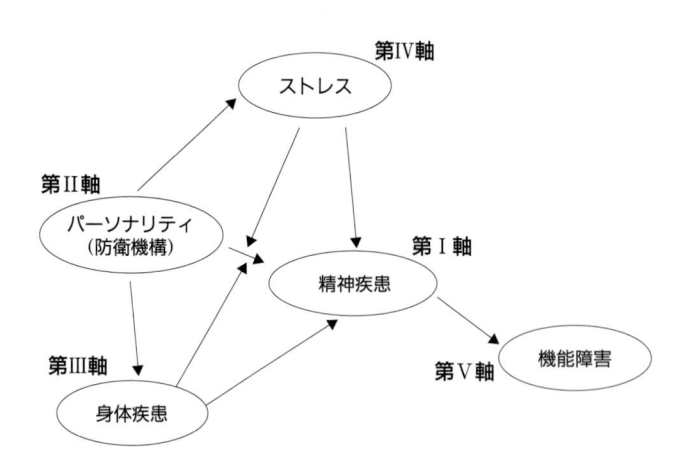

図3．DSM-IVにおける多軸診断

る(図3).

4. DSM-IVと産後うつ病

　従来のうつ病はDSM-IV診断基準では気分障害の中の「大うつ病エピソード」に該当する(表2).うつ病とは気分の落ち込みと興味の減退を主症状とし,その他の関連症状(体重あるいは食欲の変化・睡眠の変化・精神運動性障害・易疲労性あるいは気力減退・罪責感・集中困難・希死念慮あるいは自殺企図)をいくつか有し,それが2週間以上持続し,その結果,心理社会的機能に目立った障害が現れるものである.そしてこうした病態が産後に新しく発生したものを産後うつ病と呼ぶのである.したがって,妊娠期間中から存在したうつ病が分娩後まで持続していても産後うつ病とは言わず,また分娩後大変長い時間が経ってから発生したうつ病も産後うつ病とは言わない.こうした定義からわかることのいま1つは,産後うつ病という特殊な疾患があるのではなく,男女・年齢・状況にかかわらず発生するうつ病がたまたま分娩後に発生したものに産後うつ病という呼称を用いているという点である.産後うつ病といってもうつ病の一形態でしかない.一般のうつ病に共通して見られる特徴は産後うつ病にも多く見られることを念頭に入れるべきである.

　DSM-IVの診断基準は細かく症状が分析されている.そして複数の診断基準のうち一定の数以上を満たすことで診断を確定することは,各診断カテゴリーに含まれるケースが均一なものでないことの認識に基づいており,各々の診断基準をすべて満たされなければ診断できないという様式よりも診断の信頼性を高めるとされている.

　DSM-IV診断は患者のみられる状態をよく定義するためにさらにいくつかの「特定用語 specifier」を使っている.「亜型分類」といってもよい.特定用語は特定的な内容を詳細にするように作られて,1つの疾患の中である病像を共有し,より均一性のある下位グループの者を定義する機会を与えるものである.特定用語の1つとして「産後の発症」という項目がある.ここでは,分娩後4週以内に発症したものに「産後の発症」という特

表2. DSM-IVにおける大うつ病エピソードの診断基準

A	以下の症状のうち5つ(またはそれ以上)が同じ2週間の間に存在し, 病前の機能からの変化を起こしている. これらの症状のうち少なくとも1つは, (1)抑うつ気分, あるいは(2)興味または喜びの喪失である.
1	患者自身の言明(例えば悲しみまたは, 空虚感を感じる)か, 他者の観察(例えば, 涙を流しているように見える)によって示される, ほとんど1日中, ほとんど毎日の抑うつ気分
2	ほとんど1日中, ほとんど毎日の, すべて, またはほとんどすべての活動における興味, 喜びの著しい減退(患者の言明, または他者の観察によって示される)
3	食事療法をしていないのに, 著しい体重減少, あるいは体重増加(例えば, 1か月で体重の5%以上の変化), またはほとんど毎日の, 食欲の減退または増加
4	ほとんど毎日の不眠または睡眠過多
5	ほとんど毎日の精神運動性の焦燥または制止(他者によって監察可能で, ただ単に落ち着きがないとか, のろくなったという主観的感覚ではないもの)
6	ほとんど毎日の易疲労性, または気力の減退
7	ほとんど毎日の無価値観, または過剰であるか不適切な罪悪感(妄想的であることもある. 単に自分をとがめたり, 病気になったことに対する罪の意識ではない)
8	思考力や集中力の減退, または, 決断困難がほとんど毎日認められる(患者自身の言明による, または, 他者によって観察される)
9	死についての反復思考(死の恐怖だけではない), 特別な計画はないが反復的な自殺念慮, 自殺企図, または自殺するためのはっきりとした計画
B	症状は混合性エピソードの基準を満たさない.
C	症状は臨床的に著しい苦痛または, 社会的, 職業的, または他の重要な領域における機能の障害を引き起こしている.
D	症状は, 物質(例:乱用薬物, 投薬)の直接的な生理学的作用, または一般身体疾患(例:甲状腺機能低下症)によるものではない.
E	症状は死別反応ではうまく説明されない. すなわち, 愛する者を失った後, 症状が2か月をこえて続くか, または, 著明な機能不全, 無価値観への病的なとらわれ, 自殺念慮, 精神病性の症状, 精神運動制止があることで特徴づけられる.

定用語を与えることが許されている.「産後の発症の大うつ病エピソード」がDSM-IVにおける産後うつ病の診断である.

産後うつ病の発症時期は産後4週間以内であるとDSM-IVは定義しているが, これについては論争もある. アメリカの標準的な教科書である

Kaplan and Sadock の教科書第5版では，Inwood(1989)が産後うつ病の発症時期は産後4週から1年の間であるとし，また，Watson ら(1984)も「産後」の範囲は産後3－12か月であると定義した．通常，研究の場合には3－12か月以内の期間を最もよく用いている．

5. うつ病と産後うつ病の疫学

　世界保健機関　World Health Organization(WHO)は，うつ病は21世紀の最も危惧される病気になると警鐘を鳴らしている(WHO, n. d.)．今まで欧米で行われた疫学調査にうつ病の生涯有病率　lifetime prevalence (生まれてから調査時点までにうつ病を経験した率)は女性で10－25%，男性で5－12%と報告されている(Alonso et al., 2004 ; Kessler, McGonagle, Nelson, Hughes, Swartz, & Blazer, 1994 ; Weissman et al., 1988)．かつてはうつ病は児童には見られないと考えられていたが，疫学研究の結果，13歳未満で2.8%，13－18歳で5.6%の有病率が報告されている(Constello, Erkanli, & Angold, 2006)．日本においては一部の地域を対象とした研究が行われているが，それの研究におけるうつ病の生涯有病率は欧米と大体同じような，男性で8%，女性で21%の値を示している(藤原，1995 ; Kitamura, Fujihara, Iwata, Tomoda, & Kawakami, 1999)．その結果からみると，欧米と日本でどちらでも女性は男性の約2倍の罹患率があると報告されている(Weissman, 1984 ; Kawakami, Shimizu, Haratani, Iwata, & Kitamura, 2004)．

　うつ病の性差の理由は十分には解明されていない．遺伝，生化学的変化，性ホルモン，女性に特有の認知スタイル，性役割やライフイベンツなどの社会環境と心理社会的要素がうつ病発症と深い関係があるといわれている．この中でも，月経，妊娠，出産といった女性特有の出来事とうつ病の関係が研究されてきた．月経直前の数日から月経の当初の数日間に女性が体験する身体的ならびに精神的不快状態を月経前緊張症 premenstrual tension syndrome(近年は黄体後期不機嫌障害 late luteal phase dysphoric disorder ; LLPDD)という．LLPDDを有する女性はうつ病の生

涯有病率が高いことが報告されている (Endicott & Halbreich, 1988；Endicott, 1993).

　また，Kitamura, Shima, Sugawara, & Toda (1993) は一般病院産科通院中の妊婦 120 名を追跡的に面接した結果，妊娠は少なくとも一部の女性にとっては心理的ストレッサーであることを示した．妊娠期間中のうつ病の罹患率について，Cox, Connor, & Kendell (1982) は 4%，Watson, Elliott, Rugg, & Brough, (1984) は 12%，Martin, Brown, Goldberg, & Brockington (1989) は 12%，Kitamura, Shima, Sugawara, & Toda, (1993) は 19% と報告していた．

　産後うつ病の疫学所見について O'Hara & Swain (1996) がこれまでに報告された総計 59 の研究を総括して評価した結果，産後うつ病の全体的な平均有病率は 13% ($n=12,810$：95% 信頼区間：12.3－13.4%) と報告している．産後うつ病の有無は通常自己記入式調査票と臨床診断基準の 2 つの方法のいずれかで評価されている．自己記入式調査票とは被検者は配られるうつ症状に関するアンケートを自分で読んで，各質問に対して自分の情況によって回答して，記入する調査法である．臨床診断基準とはメンタルヘルスの専門家が被検者と面接して臨床診断の基準によって被検者の情況を評価する調査法である．O'Hara & Swain (1996) によれば，産後うつ病の評価方法によってその有病率に差が見られる．臨床診断 (31 研究) では 12% (95% の信頼区間：0.113/0.127)，自己記入式調査票 (28 研究) では 14% (95% の信頼区間：0.131/0.149) である．後者による有病率のほうが高かった．したがって自己記入式調査表で産後うつ病とされても臨床診断の基準を満たさない場合もあるであろう．表 3 では，少なくとも 2 つの独立な調査で用いられた各方法で評価された産後うつ病の平均有病率値とその 95% の信頼区間を表している．O'Hara & Swain (1996) は複数の国で行った 59 個の研究において，国によって有病率の有意差がないとも報告している (表 3)．

　日本での産後女性のうつ病の罹患率を調べた研究も多くは欧米の研究と同じ研究方法を用いている．その研究の中で，青木ら (1989) と Okano &

表3. 判断方法ごとの産後うつ病の有病率

評価方法	研究数	調査対象者数	平均有病率	信頼区間[c]
総計	59	12,810	0.128	0.123−0.134
自己記入を用いた調査				
BDI[a,b]	8	1,073	0.116	0.097−0.135
CES-D[a,b]	5	1,583	0.180	0.161−0.199
SDS[b]	3	329	0.076	0.047−0.105
EPDS[a,b]	12	3,121	0.120	0.109−0.131
臨床診断基準を用いた調査				
RDC[a]	19	5,614	0.105	0.097−0.113
DSM[a]	3	208	0.072	0.037−0.107
Pitt criteria	2	124	0.161	0.096−0.226
Goldberg criteria	4	1,436	0.178	0.158−0.198

注釈：1つの研究のみで用いられた尺度は表示していない．
[a] BDI：Beck Depression Inventory；CES-D：Center for Epidemiological Studies-Depression Scale；SDS：Zung's Self-rating Depression Scale；EPDS：Edinburgh Postnatal Depression Scale；RDC：Research Diagnostic Criteria；DSM：Diagnostic and Statistical Manual III, III- R
[b] 有病率は：BDI：>9；CES-D：>16；SDS：>48；EPDS：>12．
[c] 確率95％で母集団の母数を推定するとき，その母数が存在する範囲を信頼区間という．

Nomura(1992)は，産後1か月の産後うつ病の頻度は8−9％であると報告し，またもう1つの研究(Yamashita, Yoshida, Nakano, & Tashiro, 2000)では産後3か月間のうつ病の頻度は14％であると報告している．また，ロンドン在住の98名の日本人産婦の研究では，出産後3か月間に12％が産後うつ病に罹患していた(Yoshida, Marks, Kibe, Kumar, Nakano, & Tashiro, 1997)．日本人の女性は他の国の女性とほぼ同じの頻度で産後うつ病が認められる．

産後うつ病は見逃がされがちな疾患である．うつ病の症状としての抑うつ気分，興味減退，不眠，無食欲などは普通の産褥婦でもよく見られる．また，一部分の発病した女性は精神症状の代わりに頭痛，だるさなどの身体症状に現れることもある．さらに日本には「産後の肥立ちが悪い」という言葉があって，精神面の不調であるとの認識にいたらないことがある．

また，おかしいと感じても，乳児を抱えて病院に行くのは困難であるし，育児は大変だから多少元気がなくても仕方ないと周囲が考えがちで，産後うつ病の診断がついても受診を勧めない．Okanoら(1998)は，産後うつ病に罹患した産褥婦が医療機関を受診する率は約10％であると報告している．

産後うつ病は夫婦関係や家族関係に悪影響に及ぼすだけではなく，母子関係や児の成長と発達にも長期にわたって悪影響を与えることも明らかにされている(Cox, Connor, & Kendell, 1982；Kumar & Robson, 1984；Watson, Elliott, Rugg, & Brough, 1984)．産褥期は母子関係の確立において最も大事な時期であるので，産後うつ病になった母は子どもへの愛情が芽生えず，敵意や拒絶，さらに虐待につながることもある．このような観点から見ても，産後うつ病はより細やかな注意が払われるべきである．

■事例に戻って

ユウコさんの心理状態にはどのような診断がつくのであろうか．

まず大うつ病エピソードの症状が揃っていることを確認しよう(表2参照)．A基準のうち抑うつ気分(「最近，どんどん気持ちが落ち込むんです」)，興味喪失(「何もする気が起きない．好きな音楽も最近聴きたいとも思わないのです」)，食欲の変化(「食欲もなくなりました」)，精神運動制止(「考えることもゆっくりになって，気がつくとボーっとしていることに気がつきます．雑誌を読んでも集中できません．何か動きも緩慢で，母からもそういわれます」)，易疲労性(「ちょっと買い物に行っても，ぐったり疲れます」)，罪責感(「全然子育てがうまくいかなかったのです．どう育てたらいいのかもわからなかったし…他のことも何ひとつできない状態になってしまって…」「母親として失格だ，とか，駄目な母親ですよね」「自分で思い描いたようにうまくできない自分を『この件だけじゃなく，他の面でも子どもをきちんと育てられていない気がして…』と，責めているようで…」)，希死念慮(「生まなければよかったとか…」)が認められる．ユウコさ

んは大うつ病エピソードの9つの症状の中に7つの症状をもっている．さらに，もっている症状の中には核心の2つの症状―抑うつ気分と興味喪失―が含まれている．

　こうした症状があってもその持続が2週間を超えることがDSM-IVの大うつ病エピソードであるための必要条件の1つである．同じ症状が揃っていてもその持続が2週間未満であれば「特定不能のうつ病性障害」の診断がつく．ユウコさんは「もう3か月前からです…」と述べており，ここから抑うつ状態の持続が2週間以上であることがわかる．

　さらに，ユウコさんの述べたことからみると，躁病の症状が見られないと判断できる．

　DSM-IVによれば，産後の4週間以内に発症したうつ病のみが産後うつ病に診断される．ユウコさんは大体産後の3か月のあとに発病した．したがってユウコさんのうつ病は分娩後の発症であるが，DSM-IVの「産後の発症」の特定用語は与えられない．

●日本語推薦図書

・伊藤博之(1994)．妊娠・育児期のこころのケア第13巻(春季増刊)．メディカ出版
・Cox, J., & Holden, J. 岡野　禎治　宗田　聡(訳)(2006)．産後うつ病ガイドブック―EPDSを活用するために．南山堂

●引用文献

Alonso, J., Angermeyer, M. C., Bernert, S., Bruffaerts, R., Brugha, T. S., Bryson, H., Girolamo, G., Graaf, R., Demyttenaere, K., Gasquet, I., Haro, J. M., Katz, S, J., Kessler, R. C., Kovess, V., Lepine, J. P., Ormel, J., Polidori, G., Russo, L. J., Vilagut, G., Almansa, J., Arbabzadeh-Bouchez, S., Autonell, J., Bernal, M., Buist-Bouwman, M. A., Codony, M., Domingo-Salvany, A., Ferrer, M., Joo, S. S., Martinez-Alonso, M., Matschinger, H., Mazzi, F., Morgan, Z., Morosini, P., Palacin, C., Romera, B., Taub, N., Vollebergh, & W. A. (2004). ESEMeD/MHEDEA 2000 Investigators, European Study of the Epidemiology of Mental Disorders (ESEMeD) Project. Use of mental health services in Europe: Results from the European Study of the

Epidemiology of Mental Disorders (ESEMeD) project. *Acta Psychiatrica Scandinavica*, Supplementum, *420*, 47-54.

American Psychiatric Association (1952). Diagnostic and Statistical Manual of Mental Disorders, 1 st ed. (DSM-I). American Psychiatric Association: Washington, D. C.

American Psychiatric Association (1968). Diagnostic and Statistical Manual of Mental Disorders, 2 nd ed. (DSM-II). American Psychiatric Association: Washington, D. C.

American Psychiatric Association (1980). Diagnostic and Statistical Manual of Mental Disorders, 3 rd ed. (DSM-III). American Psychiatric Association: Washington, D. C.

American Psychiatric Association (1987). Diagnostic and Statistical Manual of Mental Disorders, 3 rd ed. revised. (DSM-III-R). American Psychiatric Association: Washington, D. C.

American Psychiatric Association (1994). Diagnostic and Statistical Manual of Mental Disorders, 4 th ed. (DSM-IV). American Psychiatric Association: Washington, D. C.

American Psychiatric Association (2000). Diagnostic and Statistical Manual of Mental Disorders, 4 th ed. Test Revision. (DSM-IV-TR). American Psychiatric Association: Washington, D. C.

青木まり，北村俊則，島悟，菅原ますみ(1989)．ベビー・ブルーズ・プロジェクト．発達9(小此木啓吾，渡辺久子　編)．74-79．ミネルヴァ書房．

Bolger, N. & Schilling, E. A. (1991). Personality and the problems of everyday life: the role of neuroticism in exposure and reactivity to daily stressors. *Journal of Personality, 59*, 355-386.

Breslau, N., Davis, G. C., & Andreski, P. (1995). Risk factors for PTSD-related traumatic events: a prospective analysis. *American Journal of Psychiatry, 152*, 529-535.

Buss, D. M. (1987). Selection, evocation and manipulation. *Journal of Personality and Social Psychology, 53*, 1214-1221.

Champion, L. A., Goodall, G. & Rutter, M. (1995). Behavior problems in childhood and stressors in early adult life. I. a 20 year follow-up of London school children. *Psychological medicine, 25*, 231-246.

Constello, E. J., Erkanli, A., & Angold, A. (2006). Is there an epidemic of child or adolescent depression? *Journal of Child Psychology and Psychiatry, 47*, 1263-1271.

Cox, J. L., Connor, Y. M., & Kendell, R. E. (1982). Prospective study of the psychiatric disorders of childbirth. *British Journal of Psychiatry, 140*, 111-

117.
Daley, S. E., Hammen, C., Burge, D., Davila, J., Paley, B., Lindberg, N. & Herzberg, D. S. (1997). Predictors of the generation of episodic stress: a longitudinal study of late adolescent women. *Journal of Abnormal Psychology, 106*, 251-259.

Daley, S. E., Hammen, C., Davila, J., & Burge, D. (1998). Axis II symptomatology, depression, and life stress during the transition from adolescence to adulthood. *Journal of consulting and clinical psychology, 66*, 595-603.

Davila, J., Hammen, C., Burge, D., Paley, B., & Daley, S. E. (1995). Poor interpersonal problem solving as a mechanism of stress generation in depression among adolescent women. *Journal of Abnormal Psychology, 104*, 592-600.

Endicott, J. & Halbreich, U. (1988). Clinical significance of premenstrual dysphoric changes. *Journal of Clinical Psychiatry, 49*, 486-489.

Endicott, J. (1993). The menstrual cycle and mood disorders. *Journal of Affective Disorders, 29*, 193-200.

Farmer, A., Harris, T., Redman, K., Sadler, S., Mahmood, A. & McGuffin, P. (2000). Cardiff depression study: a sib-pair study of life events and familiarities in major depression. *British Journal of Psychiatry, 176*, 150-155.

Farmer, A., Redman, K., Harris, T., Mahmood, A. Sadler, S., & McGuffin, P. (2001). Sensation-seeking, life events and depression: the Cardiff depression study. *British Journal of Psychiatry, 178*, 549-552.

Fergusson, D. M. & Horwood, L. J. (1987). Vulnerability to life events exposure. *Psychological Medicine, 17*, 739-749.

藤原茂樹(1995)一般人口におけるうつ病の頻度および発症要因に関する疫学的研究，慶応医学，*72*，511-528.

Gotlib, I. H., Whiffen, V. E., Wallace, P. M. & Mount, J. H. (1991). Prospective investigation of postpartum depression: factors involved in onset and recovery. *Journal of Abnormal Psychology, 100*, 122-132.

Hammen, C. (1991). Generation of stress in the course of unipolar depression. *Journal of Abnormal Psychology, 100*, 555-561.

Headley, B. & Wearing, A. (1989). Personality, life events, and subjective well-being: toward a dynamic equilibrium model. *Journal of Personality and Social Psychology, 57*, 731-719.

Inwood, D. G. (1989). Postpartum psychotic disorders. In *Comprehensive Textbook of Psychiatry/V*. (ed. H. I. Kaplan & B. J. Sadock), pp.852-858. Williams & Wilkins: Baltinore.

Kawakami, N., Shimizu, H., Haratani, T., Iwata, N., & Kitamura, T. (2004). Lifetime and six-month prevalence of DSM-III-R and ICD-10 psychiatric disorders in an urban community in Japan. *Psychiatry Research, 121*, 293-301.

Kendler, K. S. (1990). Toward a scientific psychiatric nosology: strengths and limitations. *Archives of General Psychiatry, 47*, 969-973.

Kendler, K. S. & Karkowshi-Shuman, L. (1997). Stressful life events and genetic liability to major depression: genetic control of exposure to the environment? *Psychological Medicine, 27*, 539-547.

Kendler, K. S., Karkowshi, L. M. & Prescott, C. A. (1999). The assessment of dependence in the study of stressful life events: validation using a twin design. *Psychological Medicine, 29*, 1455-1460.

Kessler, R. C., McGonagle, K. A., Nelson, C. B., Hughes, M., Swartz, M. S., & Blazer, D. G. (1994). Sex and depression in the National Comorbidity Survey II: Cohort effects. *Journal of Affective Disorders, 30*, 15-26.

Kitamura, T., Fujihara, S., Iwata, N., Tomoda, A., & Kawakami, N. (1999). Epidemiology of psychiatric disorders in Japan. In (eds. Y. Nakane & M. Radford) *Images in Psychiatry: Japan*, pp.37-46, Paris: World Psychiatric Association, 1999.

Kitamura, T., Shima, S., Sugawara, M. & Toda, M. A. (1993). Psychological and social correlates of the onset of affective disorders among pregnant women. *Psychological Medicine, 23*, 967-975.

Kitamura, T., Yoshida, K., Okano, T., Kinoshita, K., Hayashi, M., Toyoda, N., Ito, M., Kudo, N., Tada, K., Kanazawa, K., Sakumoto, K., Satoh, S., Furukawa, T., & Nakano, H. (2006). Multicentre prospective study of perinatal depression in Japan: incidence and correlates. *Archives of Women's Mental Health, 9*, 121-130.

Kumar, R. & Robson, K. M. (1984). A prospective study of emotional disorders in childbearing women. *British Journal of Psychiatry, 144*, 35-47.

Maciejewski, P. K., Prigerson, H. G., & Mazure, C. M. (2000). Self-efficacy as a mediator between stressful life events and depressive symptoms: differences based on history of prior depression. *British Journal of Psychiatry, 176*, 373-378.

Magnus, K., Diener, E., Fujita, F., & Pavot, W. (1993). Extraversion and neuroticism as predictors of objective life events: a longitudinal analysis. *Journal of Personality and Social Psychology, 65*, 1046-1053.

Martin, C. J., Brown, G. W., Goldberg, D. P. & Brockington, I. F. (1989). Psycho-social stress and puerperal depression. *Journal of Affective Dis-*

orders, *16*, 183-293.
McLennan, J., & Bates, G. W. (1993). Vulnerability to psychological distress: empirical and conceptual distinctions between measures of neuroticism and negative affect. *Psychological Reports, 73*, 1315-1323.
O'Hara, M. W. & Swain, A. M. (1996). Rates and risk of postpartum depression: a meta-analysis. *International Review of Psychiatry, 8*, 37-54.
Okano, T., Nagata, S., Hasegawa, M., Nomura, J., & Kumar, R. (1998). Effectiveness of antenatal education about postnatal depression: a comparison of two groups of Japanese mothers. *Journal of Mental Health, 7*, 191-198.
Okano, T. & Nomura, J. (1992). Endocrine study of maternity blues. *Progress of Neuro-Psychopharmacology and Biological Psychiatry, 16*, 921-932.
Ormel, J. & Wohlfarth, T. (1991). How neuroticism, long-term difficulties, and life situation change influence psychological distress: a longitudinal model. *Journal of Personality and Social Psychology, 60*, 744-755.
Paffenbarger, R. S., Jr. (1982). Epidemiological aspects of mental illness associated with childbearing. In I. F. Brockingon, & R. Kumar (eds.) *Motherhood and Mental illness*. pp.21-36, London: Academic Press.
Pitt, B. (1968). A typical depression following childbirth. *British Journal of Psychiatry, 114*, 1325-1335.
Plomin, R., Lichtenstein, P., Pederson, N. L., McClearn, G. E., & Nesselroade, J. R. (1990). Genetic influence on life events during the last half of the life span. *Psychology and Aging, 5*, 25-30.
Pothoff, J. G., Holanhan, C. J., & Joiner, T. E. (1995). Reassurance seeking, stress generation, and depressive symptoms: an integrative model. *Journal of Personality and Social Psychology, 68*, 664-670.
Rutter, M., Dunn, J., Plomin, R., Simonoff, E., Pickles, A., Maughan, B., Ormail J., Meyer, J., & Eaves, L. (1997). Integrating nature and nurture: implications of person-environment correlations and interactions for developmental psychopathology. *Development and Psychopathology, 9*, 335-364.
Saudino, K. J., Pedersen, N. L., Lichtenstein, P., McClearn, G. E., & Plomin, R. (1997). Can personality explain genetic influences on life events? *Journal of Personality and Social Psychology, 72*, 196-206.
Schroeder, D. H. & Costa, P. T. Jr. (1984). Influence of life event stress on physical illness: substantive effects or methodological flaws? *Journal of Personality and Social Psychology, 46*, 853-863.
Simon, A. D., Angell, K. L., Monroe, S. M., & Thase, M. E. (1993). Cognition

and life stress in depression: cognitive factors and the definition, rating, and generation of negative life events. *Journal of Abnormal Psychology, 102*, 584-591.

Truant, G. S. (1995 a). Therapeutic models of psychopathology. Part I. Introduction, overview of the model, and personality organization. *American Journal of Psychotherapy, 49*, 7-18.

Truant, G. S. (1995 b). Therapeutic models of psychopathology. Part II. The influence of activators, biological factors, and the childhood environment on the psychological organization. *American Journal of Psychotherapy, 49*, 19-27.

Watson, J. P., Elliott, S. A., Rugg, A. J., & Brough, D. I. (1984). Psychiatric disorder in pregnancy and the first postnatal year. *British Journal of Psychiatry, 144*, 453-462.

Weissman, M. M., Leaf, P. J., Tischler, G. L., Blazer, D. G., Karno, M., Bruce, M. L., & Florio, L. P. (1988). Affective disorders in five United States communities. *Psychological Medicine, 18*, 141-153.

Weissman, M. M. (1984). The epidemiology of depression: an update on sex differences in rates. *Journal of Affective Disorders, 7*, 179-188.

World Health Organization. (n. d.). *Depression*. Retrieved May 16, 2006, from http://www.who.int/mipfiles/1956/Depression.pdf

Yamashita, H., Yoshida, K., Nakano, H., & Tashiro, N. (2000). Postnatal depression in Japanese women? Detecting the early onset of postnatal depression by closely monitoring the postpartum mood. *Journal of Affective Disorders, 58*, 145-154.

Yoshida, K., Marks, M. N., Kibe, N., Kumar, R., Nakano, H., & Tashiro, N. (1997). Postnatal depression in Japanese women who have given birth in England. *Journal of Affective Disorders, 43*, 69-77.

第2章
うつ病の症状構成

陳 孜

▍理論の紹介

1. うつ病の症状の要素心理学的分類

　うつ病は抑うつ気分(憂うつ，悲哀，寂しさ)を主軸にして他の関連症状を呈する症候群である．抑うつ状態は器質疾患や薬物摂取によっても起こりうるものであるが，そうした要因が除外できたときにうつ病の診断が成立する(第1章参照)．うつ病に良く見られる特徴的症状の組み合せでうつ病の診断基準は構成されている．しかし，診断基準にあげられた症状のみがうつ病に見られる症状ではない．診断基準の多くは「その疾患に特徴的に見られる症状(＝他の疾患では見ることの稀な症状)」で構成されている．したがって，出現頻度は高いが他の疾患でも見られる症状は診断基準の中には入らないのである．うつ病の関連症状にはさまざまなものがある(表4)．

　さまざまなうつ病関連症状を見るには一定の分類を行うことが理解の助けになる．人間の心理状態をいくつかの領域(要素)に分けた上で心理症状を見ていく方法を要素心理学 faculty psychology と呼び，これまで精神病理学の領域で伝統的に用いられてきた．ここで扱われる心理学的領域は，感情，感覚と知覚，思考と会話，記憶，自我機能，意識，意欲などさまざ

表 4. よくみられるうつ病症状の頻度

	イギリス	日本	中国	韓国
抑うつ気分	100.0%	80.0%	88.0%	80.2%
罪業感	72.1	37.0	23.0	51.4
自殺	81.2	33.0	61.0	40.5
入眠障害	80.6	58.0	66.0	49.1
熟眠障害	68.9	52.0	39.0	36.9
早朝覚醒	73.0	45.0	51.0	26.0
興味の喪失	99.2	85.0	72.0	75.7
精神運動抑制	47.7	46.0	34.0	47.7
精神的不安	97.4	75.0	67.0	81.1
身体的不安	87.4	76.0	69.0	76.6
消化系症状	82.0	60.0	52.0	67.6
生殖系症状	54.5	46.9	46.0	63.1
体重減少	24.9	46.3	44.4	22.0

中根, 菅崎(1997)より一部引用

まである.

ところで, こうしたさまざまな症状はすべて異なるものなのであろうか. あるいは, 例えば気分が憂うつになれば流涙するといったように1つの現象の別の側面を見ているのであろうか. さらにいくつかの症状はまとまったグループを構成するのであろうか. こうした疑問に答える統計手法に因子分析がある. 因子分析は, 調査項目の背景にある直接には観測できない概念を特定するために役に立つ. 因子分析は, 精神医学や心理学の分野で発展してきたさまざまな物事の背後の関係性をもとにした構造を探る手法である. 因子分析という統計手法を用いることで, 雑多な症状をいくつかの少数のまとまりのあるグループに分類することができる. グループに分けることで, 研究上はうつ病の発生・経過・消失のメカニズムを解明することが容易になり, 一方, 臨床上は個々のクライエントの臨床プロフィールをまとまりのある形で把握することができるようになる.

本章ではうつ病に関連した症状をまず要素心理学的視点で分類, 紹介し, その上でそうした症状の因子分析の結果を紹介する.

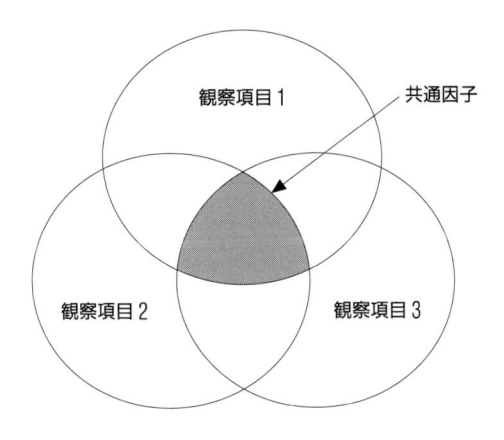

図4. 因子を探る

2. 感情

　人間には喜怒哀楽の感情がある．気分 mood の上下はだれにでもある．気分の落ち込みが日常的変化を超えて強く現れるのが病的抑うつ感情である．正常の気分の変動と病的それとの区別が明確にできるものではない．むしろ連続線上の変化であると考えるほうが正しいであろう．
　うつ病を体験している者は感情面で，憂うつ，抑うつ，悲哀，孤独，不調，悲観，緊張，焦燥，苦悶，落胆などといった感情を体験する(Costello, 1993)．患者は「気落ちがして，気がめいる，気が沈む，うっとおしい，憂うつで，悲しい，淋しい，わびしい，むなしい，元気がない」などといった表現を用いる．しばしば泣いたり泣きたくなったりするなどともいう．内面の抑うつ感情は外部から観察できる．抑うつ感は表情，動作，姿勢にも現れ，暗く打ち沈んだ表情，単調な力のない口調，うつむきがちな姿勢などが特徴的である．周囲からみると，表情は沈み憂うつそうで，元気に乏しく，眉をひそめ溜息をつき，涙もろくなったり，不機嫌そうで，姿勢や態度にも迫力を欠くようになる．流涙は女性に多いが，男性にも認められる．また，不安感や焦燥感を伴うこともしばしばあり，とくに高齢者では苦悶感が強くなる．感情障害の程度が強くなると，「感情がわからない」「感

じられない」「感動しなくなってしまった」など無感動の状態になる．

　抑うつ気分を中心とした精神症状には朝重く夕方軽くなる，いわゆる日内変動 diurnal variation というううつ病特徴な症状が伴うことがある．

　抑うつ感情とともに重要な症状は喜びと楽しみの喪失 anhedonia である．社会的活動，趣味，容姿，服装，仕事，家庭への関心(家事や育児)など，多くの領域の事柄に「何事にも興味を感じない」と訴える．

3. 感覚と知覚

　うつ病患者が食物が正しく味わえないことがある．「砂をかんでいるようだ」「奇妙な味だ，嫌な味だ」などと表現されることもある．加えて，抑うつ的内容の幻覚(幻聴や幻視)を体験することもある．

4. 時間体験

　うつ病の患者は時間の流れを遅く感じたり(Kitamura & Kumar, 1982)，時間間隔を実際より長く感じたりする(Kitamura & Kumar, 1983a)時間体験が生じる．または，特定の時間間隔を数えるのに実際より短い時間間隔で完了すること(Kitamura & Kumar, 1983b)もうつ病における時間体験異常の1つである．

5. 思考と会話

　うつ病では思考の早さが遅くなる．連想から連想までの時間が長く，思考が滑らかに進まなくなる．思考の過程は平均して遅く，会話が先に進まないことを思考制止(抑制)retardation という．考えようとしても，アイデアや着想が頭に浮かべない．考えが前に進めず，同じ考えが繰り返し出る．思考の反復などの症状が出る．言葉数も少なくなる．周囲からの質問に対して容易に口を開かず，返事をしようとしても返答は遅く，元気のない，あるいは低い声で語り，話し方もゆっくりになることがある．しかし，拒否的であることは少なく，なんとか応答しようとする努力のうかがわれることが少なくない．

思考の内容では悲観的，自責的である．自責の最も軽い形は，患者の誤った自己評価である．うつ病が深まるにつれて，自責の念も強くなる．実際の誤りや空想上の誤りのために，過去に行ったことあるいは行うべきだったことについての罪悪感に集中したり，自分自身を責め始めたりする（罪業感と自責感）．何か恐ろしい罪を犯したのだとして自分自身を責め，その犯した罪のためにこの地上で罰を受けているのだ，と感じる者もいる．これが罪業妄想 delusion of guilt である．

　自分あるいは家族の経済状態が悪化し，破綻してしまうと考えることもある．「家には金がないから自分はとても治療費を払えない」などと訴える．この確信が強くなったものが貧困妄想 delusion of poverty である．

　自身の健康に心配し，診察を受けて何の異常もないことを保障されてもなおかつ「大きな病気にかかっている」と心気的訴えをすることもある．確信が強くなり「ガンにかかっているからまもなく死んでしまう」などといえば心気妄想 hypochondriacal delusion である．

　うつ病に見られる罪業妄想，貧困妄想，心気妄想を合わせて微小妄想 delusion of belittlement と呼ぶ．これらの妄想は事実起こりえるような内容であるため，面接者が"理解"を示し，妄想であると認識しないことも多い．

6. 記憶

　うつ病においては知的機能が障害されることはないが，思考制止や意欲減退などによって，記憶力や計算力あるいは判断力が低下したと訴えて，あたかも痴呆があるかのように映ることもある．これをうつ病性仮性痴呆 pseudodementia という．

7. 自我機能

　うつ病では自己意識 self consciousness の面で，無価値感，劣等感などを呈する．自信の欠如，仕事があまりできなくなったことに対する恐怖，仕事を成就する能力のないことに対する不信などについて訴える．絶望的

な空虚感を訴えることもある．

8. 離人症
　自分の知覚・観念・感情・行為を自分がしているという自分所属感が喪失した状態を離人症 depersonalization と呼ぶ．離人症もうつ病で認められる症状の1つである．

9. 意識
　うつ病において意識障害はふつうみられないが，周囲からの刺激に対する反応性が全く消失した昏迷状態になると，意識障害と誤られることがある．
　睡眠の障害は不眠症 insomnia として，寝つきの悪さ（入眠困難）や熟睡障害（中途覚醒），および早朝覚醒といった形式で現れる．多くの患者は，どんなに小さな物音がしても，まっ先に目がさめる．患者は寝床に入って動揺することが多い．朝起きても元気が回復したと感じることはなく，休息をとったという意識もない．むしろ起床時は，非常に疲れており，あたかも一睡もできなかったかのように感じ，ベッドから起床することができない．覚醒後も何時間も寝床から出てこないことも多い．また，睡眠過剰となり，終日臥床傾向となることもある．これを過眠 hypersomnia と呼ぶ．

10. 注意
　注意集中の困難はよく見られる．日常生活の中で注意を集中することができず，普段であればしないようなミスをする．さらに決断困難になる．主婦であれば食事のメニューを決めることができない．映画を見に行こうか，友だちを訪問しようか，迷うことがあり，新しいドレスを買おうか，古いドレスで間に合わそうか，決めかねることがある．男性社員は朝，出勤前にどのネクタイを締めるかなどに長い時間を要してしまう．

11. 欲動と意志
(1) 疲労
　うつ病の身体症状として疲労は高頻度で認められる．通常であれば疲れない量の仕事でも容易に疲れを感じることを易疲労性 fatiguability という．うつ病の最初の徴候であることが多い．疲労は，気が進まないことから，筋肉疲労へ，さらにピクピク動く筋肉の痙攣へとずっと広がっている．身体的休息によって，疲労を回復することはない．仕事量を少なくしても，疲労度には影響がない．仕事をすべて放棄しても，症状は持続する．患者が薬剤を用いて睡眠を得たとしても，覚醒時には相変わらず，倦怠感を覚え，疲労感が残る．

(2) 精神運動制止 psychomotor retardation
　動きが乏しくなり，活動性が低下し，無気力で何もやらずにじっとしている．精神運動制止のため意思決定が困難になり，思考や動作が緩慢になる．また，姿勢はうつむきがちになり，口数も少なく，声も小さくなる．軽症の場合には，努力してなんとか日常の習慣を守り，義務を果たそうとするが，かえって大きい負担になってしまう．外出したり人と会うのを避け，家にとじこもりがちとなるために，社会的機能が障害されてくる．この制止が極度に強くなると患者は呆然として自発的な動きがないばかりか，話かけても応答がないうつ病性昏迷 depressive stupor といわれる状態になる．

(3) 精神運動性の焦燥 psychomotor agitation
　初めは軽い不安感であるが，次いで緊張となり，刺激に対する過剰な反応となり，些細な迷惑に対する極端的な興奮，そして感情な爆発，というように進んで行く．それはあらゆるもののあら捜しに始まり，次いで激しい嫌悪，金切り声をあげる絶叫，最後に破壊への欲求となってゆく．恐怖感情は軽度の気がかりから始まって，さまざまな程度の不安を通じ，極度の恐怖状態へと変化する．

(4) 食欲・体重の変化
　食欲の低下はうつ病の特徴的な症状である．短期間に数キロも痩せてし

まうような場合もある．患者はまず単純におなかがすかないというのである．患者は食物をとらずに1日を過ごすか，夕食時に，食事をとらなかったこと，あるいは無意識に食事を抜いたりする．食欲のない人たちでも多くは食事を続ける．このような食事は，単に定められたものであって，自分の前に置かれた物は何でも自動的に食べることもある．過食となって体重の増加をきたすこともある．過食になると，体重増加という二次的な訴えをする者が多くなってくる．多くの患者は起床時に"嘔気"について語る．この吐き気は，ある場合には理由もなしに突然生じ，またあるときには，歯を磨くことによって刺激されて生じたり，朝食のテーブルを見ただけで生じてくる．たまに食物もとらないのに，嘔気は嘔吐を惹起することもある．患者が軽快するにつれてこの症状は消失する．うつ病の初期では，食物がほしくないこと，あるいは嘔気を催すということすらあるが，食欲は，夕方になるにつれて増加する．

(5) その他の身体的症状

便秘，動悸，めまい，発汗，手指のふるえなどもみられる．性欲の低下や月経異常をみることも多く，寒さに対して抵抗力が低下することもある．頭痛・頸部痛・胸痛・背部痛・腰痛や関節痛など，身体各所の痛みや圧迫感を訴えることも多い．身体症状が顕著であって，気分の落ち込みを自発的，積極的には訴えることはなく，詳細な面接によってはじめて抑うつ気分がうかがえるようなうつ病の場合を，仮面うつ病と呼ぶこともあるが，多くは軽症のうつ病か初期のうつ病であることが多く，注意を要する．これらも，うつ病の精神症状と同様に，社会文化など背景によって現れる症状の種類や頻度は変わってくる．

(6) 希死念慮

自殺および自殺未遂は，うつ病にはよく生ずるものであり，うつ病の最も危険な症状である(第10章参照)．

12. 疾患への態度

自分が精神疾患に罹患していることを認識しているかどうかが病識 insight の定義である．しかし，自分がうつ病でないと思うことだけで患者の病識欠如 loss of insight と判断してはいけない．面接者のもっているうつ病の概念と患者のもっている病気の概念とは同じものではない．患者は否定的なイメージをもっていて，自分はただ調子が悪い，病気ではないと考えるかもしれない．何処が悪いと思うのかと問うことで，患者の考えを聞き出すほうがよい．

13. うつ病の症状の構造：因子分析

　例えば，中学校の生徒に物理，化学，数学，英語，国語，歴史の6教科のテストをしたとしよう(図5)．100人の生徒は各教科でそれぞれ異なる得点を得る．最初，われわれは6教科が生徒の6つの学力(能力)を測定するものと考える．しかし仔細に得点を見てみると，例えば物理の得点が良い生徒は科学の得点や数学の得点が良かったり，英語の得点が良い生徒は国

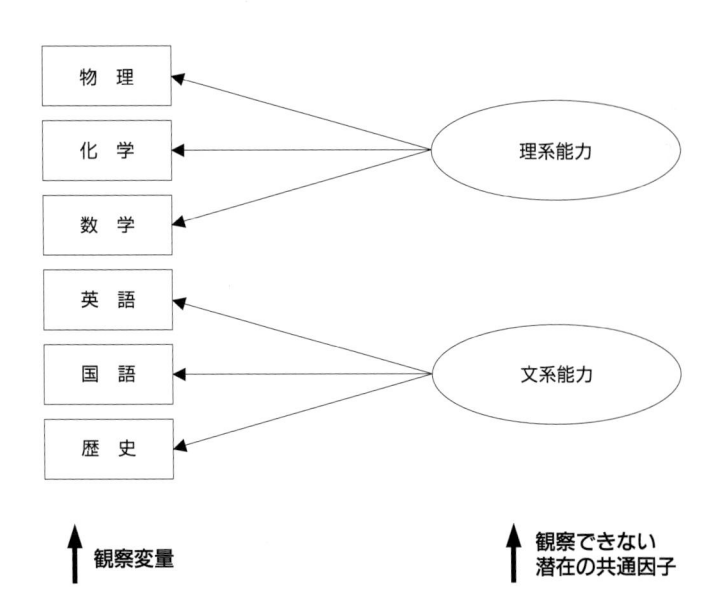

図5．生徒の各教科のテスト得点を因子分析するモデル図

語や歴史の得点が良いことがわかってきた．ところが物理の得点と英語の得点には一定の傾向が見られない．あるテストの得点と他のテストの得点の関連を見る統計手法を相関という．この架空のデータでは，物理，化学，数学の3教科のそれぞれに間に高い相関を認めた．また，英語，国語，歴史の3教科のそれぞれの間にも高い相関を認めた．しかし，前三者と後三者の間の相関はほとんどなかった．この事実からわれわれは「物理，化学，数学の3教科の得点は生徒の理系能力を表し，英語，国語，歴史の3教科の得点は文系能力を表す」と推論することができる．おそらく生徒には（直接測定することはできないが）2つの能力（理系能力と文系能力）があり，各能力が3つの教科に反映されているのであろう．生徒指導をするに当たって，各教科の得点も重要だが，理系能力と文系能力という分け方で生徒を評価することもメリットが多い．

　統計用語を用いると6教科が観察変数であり，理系能力と文系能力が潜在変数である．こうした潜在変数を因子 factor と呼ぶ．多くの観察変数から少数の因子を求める計算を因子分析 factor analysis という．因子分析の基本は複雑な現象の解明に役立つということである．因子分析の目標は，観測可能な物事に基づいて，観測するのが困難な因子を特定することである．言い換えれば，さまざまな事象の間に隠れて見えないものを見つけるのに力を発揮する分析手段が，因子分析である．人間の感情面や精神面など内在の問題は，外部から直接観察することができない．しかしある生みだした行動でその人の内面を知るかもしれない．人間の感情面や精神面など内面を知るために，外部から人の行動を観察したりアンケートで意識調査を行ったりするのであり，その結果を主数の変数でまとめる作業が因子分析である．

　うつ病に限らず精神障害の症状評価は，患者本人が表現する言葉や態度を評価者が判断するしかない．そのため個々の臨床経験を共有できる知見として蓄積するためには，何らかの基準に照らした評価が不可欠となる．またインフォームドコンセントや evidence-based medicine（EBM）に必要な，疾患の転帰や治療法の有効性についての科学的データの必要性は増大

表5. よく使ううつ症状の評価尺度および各自の下位尺度

	BDI	CES-D	HRSD	SDS
共通の下位尺度	否定的な感情 身体症状 −	抑うつ感情 身体症状 ポジティブな感情	抑うつ 身体症状 −	否定的な症状 身体症状 ポジティブな感情
独自の下位尺度	行動面症状 −	対人関係問題 −	不安症状 失眠	− −

し，それを提供する臨床精神医学研究にはさまざまな症状評価尺度が応用される．よく使われる代表的なうつ病の評価尺度は Beck Depression Inventory(BDI; Beck, Ward, Mendelson, Mock, & Erbaugh, 1961), Center for Epidemiologic Studies Depression Scale(CES-D; Radloff, 1977), Hamilton Rating Scale for Depression(HRSD; Hamilton, 1967), Zung Self-Rating Depression Scale(SDS; Zung, 1965)などであり，いずれも日本語に翻訳されて臨床と研究面でよく利用されている．また各評価尺度は因子分析により因子構造が確認されている．

BDI は，ベックらが開発した，抑うつ症状の重症度を評価する尺度である．本来は面接者が必要だが自己記入方式の質問紙として用いられることが多い．21 項目から構成され，気分・認知に重点がおかれ，身体症状に関する項目は少ない．うつ病を診断して症状の度合いを判定する信頼性の高い評価評価法である．

CES-D はうつ病患者ではなく一般人口の間でよく見られるうつ病の特徴的症状で構成される 20 項目の自己記入式尺度である．主にうつの感情面と身体面の症状を評価する．因子分析法で CES-D はポジティブな感情，抑うつ感(または否定的な感情)，身体症状と対人関係問題の 4 つの要因を含めている．CES-D は，有病率を推定するなどを目的にした疫学調査において広く使われている．

ハミルトンうつ病評価尺度(HRSD)は，24 項目を含み，自己記入式尺度ではなく臨床医によって記入される評価スケールである．精神医学の研究・臨床で広く使われているうつ病の評価方法である．本来は，訓練を積

んだ専門家が使用することを想定している．また，うつ病の症状プロフィールを見る参考になる．

　SDS は，患者の抑うつ重症度を定量化する短い単純な自己記入式尺度である．原著者は，うつ病の症状を感情面，身体面，精神運動面，精神面の4つに分類したが，精神運動面と精神面が1つに結合され，3つの因子になった研究結果も多く見られる(Kitamura, Hirano, Chen, & Hirata, 2004)．簡単にできるうつ性評価尺度として臨床的に定評がある．質問項目はわずか20項目で，「ない・ときどき・かなりのあいだ・ほとんどいつも」の4段階に自己評価する．10項目はうつ病の症状どおりに，残り10項目はその反対の表現で記載されており，配列が入り交じっているため，被験者は答案のパターンがわかりにくい．

　こうしたうつ病の症状を項目に分けて評価する尺度や面接法の項目の因子分析の結果を通してみてみると，うつ病の症状は少なくとも3つの群から構成されていることがわかる．まず，抑うつ気分，泣きやすさ，イライラ感，焦燥，不安感などの，気分そのものの症状が1つの因子を構成している．次に，自己評価，自分の将来，周囲の評価などの認知面において否定的な態度を示す症状が別の因子を構成している．ここには，「自分は価値がない」「将来は絶望的だ」「だれも助けてくれない」「集中できない」「決断できない」などの訴えが含まれる．最後の因子は身体症状であり，ここには食欲，体重，睡眠，性欲などの障害が含まれる．因子分析の説明からわかるように，1つの因子を構成するいくつかの症状は同時に認められやすい関係を有している．つまり，これらの症状は同時期に出現し，消失するのも時期を一にする傾向がある．それぞれの程度(重症度)も一致しやすい．したがって，これらの症状は個別独立した性質のものではなく，ある心理的特徴でまとめられる1つの心理現象の異なる側面であると考えられる．そこで，うつ病のさまざまな症状は「気分の症状」「認知の症状」「身体の症状」の3つで考えることができる．「気分の症状」は個人がどう感じるかの領域の症状であり，「認知の症状」は個人がどう考えるかの領域の症状である．

このように，うつ病の症状を「うつ病の症状」として1つに括るのでもなく，また1つひとつの症状ごとに小分けにして考察するのでもなく，3つのグループに分けて考えることは，臨床において個々の事例の特徴を把握する上で便利である．さらに，本書の以降の章で述べるようなうつ病発症のメカニズムを理解する上で大変重要である．

事例に戻って

前章で述べたように，ユウコさんはうつ病の状態にあることは明らかである．その症状はどうであろうか．

はじめに「気分の症状」を探してみよう．「どんどん気持ちが落ち込むんです」（抑うつ気分），「あの子が寝たあとにCDで音楽を聴いていました．でも，最近は聞きたいとも思わないのです」（興味の喪失），「考えることもゆっくり」（思考の抑制），「"生まなければ良かった"とか，この世から自分を消したほうがいい」（希死念慮），「ちょっと買い物に行っても，ぐったり疲れます」（易疲労性）などといった訴えは因子分析から見ると「気分の症状」として一括できるものである．こうした症状からユウコさんは自分が「こころの病気」ではないかと考え，担当助産師に電話をかけてきたのである．

ユウコさんの訴えは気分の症状だけではない．考え方も健康なときとは大きく変わってきている．「自分は母親失格ではないかって考えたり…」（自尊心の低下），「ノゾミが泣いていたのに起きられないなんて，駄目な母親ですよね」「自分で思い描いていたようにうまくできない自分を『この件だけじゃなく，他の面でも子どもをきちんと育てられていない気がして…』と，責めているようで…」（自責感），「雑誌を読んでも集中できません」（集中困難）など，考える内容に変化が見られている．これらが認知の症状である．

さらに身体の症状が重なっている．「食欲もなくなりました」（食欲低下），「何か動きも緩慢で，母からもそういわれます」（精神運動制止）がここに含

まれる．

　臨床の場面では，うつ病の診断がついても事例ごとにその前景に立つ症状は異なる．さらに経過を見たときに，早く消失する症状と遅くまで残る症状もある．本章で紹介した症状のグループを基礎に症状変化を見ることは，正確な病状把握に不可欠の作業である．

●日本語推薦図書

- 北村俊則(2000)．精神心理症状学ハンドブック．日本評論社
- 中根允文(1990)．うつ病．医歯薬出版株式会社．

●参考文献

Akiskal, H. S. (1996). The prevalent clinical spectrum of bipolar disorders: beyond DSM-IV. *Journal of Clinical Psychopharmacology, 16*, 4-14.

Beck, A., Ward, C., Mendelson, M., Mock, J., & Erbaugh, J. (1961). An inventory for measuring depression. *Archives of General Psychiatry, 4*, 561-571.

Benazzi, F., & Rihmer, Z. (2000). Sensitivity and specificity of DSM-IV atypical feature for bipolar II disorder diagnosis. *Psychiatry Research, 93*, 257-262.

Costello, C. G. (ed.) (1993). *Symptoms of depression*. New York: Wiley Interscience.

Hamilton, M. (1967). Development of a rating scale for primary depressive illness. *British Journal of Social and Clinical Psychology, 6*, 278-296.

北村俊則(2000)．精神・心理症状学ハンドブック．東京：日本評論社．

Kitamura, T & Kumar, R. (1982). Time passes slowly for patients with depressive state. *Acta Psychiatrica Scandinavica, 65*, 415-420.

Kitamura, T & Kumar, R. (1983a). Time estimation and time production in depressive patients. *Acta Psychiatrica Scandinavica, 68*, 15-21.

Kitamura, T & Kumar, R. (1983b). Controlled study on time reproduction of depressive patients. *Psychopathology, 17*, 24-27.

Kitamura, T., Hirano, H., Chen, Z., & Hirata, M. (2004). Factor structure of the Zung Self-rating Depression Scale in First-year university students in Japan. *Psychiatry Research, 128*, 281-287.

中根允文，菅崎弘之．(1997)．疫学的諸問題．感情障害—基礎と臨床(笠原嘉，他編)，P 466-476，東京：朝倉書店．

Radloff, L. S. (1977). The CES-D Scale: A self-report depression scale for research in the general population. *Applied Psychological Measurement, 1*, 385-401.

Shafer, A. B. (2006). Meta-analysis of the factor structures of four depression questionnaires: Back, CES-D, Hamilton, and Zung. *Journal of Clinical Psychology, 62*, 123-146.

Zung, W. (1965). A Self-Rating Depression scale. *Archives of General Psychiatry, 12*, 63-70.

第3章
ライフイベンツ

北村　俊則

理論の紹介

1. ライフイベンツとメンタルヘルス

　ライフイベンツ life events とは，生活の中で発生するさまざまな出来事を指す用語である．心身の好調・不調は日々の生活で体験する出来事の質と量に左右される．妊娠・分娩・子育ては，女性にとっても，そのパートナーにとっても大きな出来事である．周産期うつ病の発生メカニズムを理解するのは，まずこのライフイベンツの心理学について理解しなければならない．そして，ライフイベンツと心身の健康の関係を理解するには，ストレス stress という概念の理解が出発点となる．

　ストレスという用語はさまざまな含意をもって使用されるが，基本的には，外部からの刺激に対して固体内部で発生した何らかのゆがみを表す用語である（用語の歴史については Lazarus & Folkman, 1984, pp.2-3）．したがって，ストレスは人の目にも見えず，手にも触れることができない．測定の不可能な概念である．では，なぜ，ストレスという言葉が，一般的にも学問的にも頻用されるのであろうか．ストレスは測定できない．しかし，ストレスを惹起するものや状況は容易に測定できる．トラックが昼夜を問わず走る幹線道路沿いのアパートに住んでいる初産婦にとって，この

住環境は"ストレス"である．3歳になる長男が，下の子におっぱいを与えようとするときに限って転んだり，泣き出したりする状況も，経産婦にとって"ストレス"である．アパートや長男が個体の内部の目に見えないゆがみを発生させている．こうしたことがら(アパートや長男)を，「ストレスを起す(可能性のある)もの」という意味で，ストレッサー stressor と呼ぶのである．一方，こうした母親たちはあるものは頭痛を起したり，気持ちの落ち込みを体験したりする．ストレスの結果，人の心身状態に悪影響を及ぼすのである．ストレスの結果発生した(と考えられる)心身の状態をストレス反応 stress reaction と呼ぶ．つまり，われわれは，ストレスそのものを測定することはできない(かかなり困難である)が，ストレッサーやストレス反応を(比較的容易に)測定することができる．このことで両者の間にあるストレスを，いわば推測することができるのである(図6)．

そこでまずストレッサーから詳細に見てみよう．心身の健康に影響を与えるストレッサーは多種多様である．これらのストレッサーは大きく分けて2種類存在する．第一に物理的困難があげられる．上記のようなトラックが昼夜を問わず走る幹線道路沿いのアパートのような住環境がこれに該

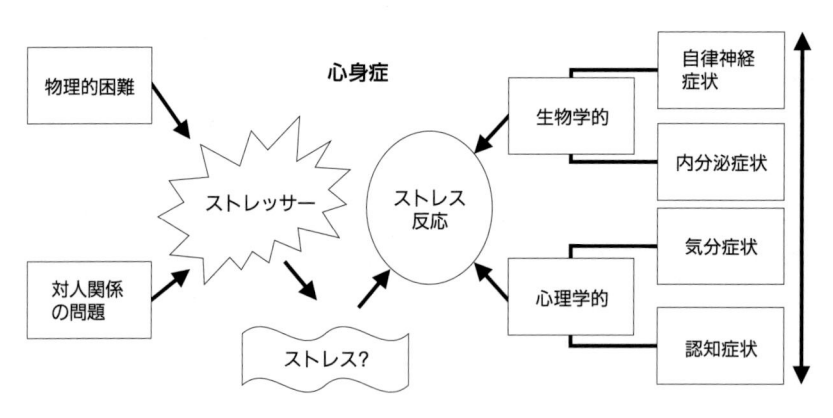

図6．ストレッサー・ストレス・ストレス反応

当する．騒音，異常な高温・低温(例：ヒマラヤ登山や南極越冬)なども含まれる．二番目の群に入るストレッサーは心理的出来事である．下の子におっぱいを与えようとするときに限って転んだり，泣き出したりする3歳になる長男がこれに該当する．転居，転勤，離婚，死別，経済的困難，訴訟など多くの事柄がここに含まれる．こうした心理的ストレッサーは基本的に他者との関係性における問題であるので，心理的ストレッサーを対人関係上のストレッサーといってもよい．

　次に，ストレス反応を見てみよう．1日中トラックの騒音の中で生活する初産婦は，頭痛がしたり胃が痛くなったりするかもしれない．聞き分けのない長男を抱えた経産婦はやがて気持ちが落ち込んだり，子育てが続けられないのではないかと不安にもなるかもしれない．こうした個体の反応がストレス反応である．ストレス反応は身体に現れるもの(生物学的ストレス反応)と，心に現れるもの(心理学的ストレス反応)の2種類に大別できる．生物学的ストレス反応の出現経路は，自律神経系か内分泌系のいずれか経由する．自律神経は交感神経と副交感神経から形成されていて，両者のバランスが崩れることで「自律神経症状」が発現する．頭痛，動悸，発汗，息切れなどがここに含まれる．ストレッサーに"被爆"すると，動物(人間も当然含まれる)は視床下部，下垂体から副腎皮質にホルモン刺激が伝達され，副腎皮質から副腎皮質ホルモン(コルチゾールとその類似物質)が放出され，こうしたホルモンが全身の臓器に行きわたってからだの変化をきたすのである．胃が痛くなるのはこうしたメカニズムによるのである．心理学的ストレス反応には，すでに前章でも述べた，気分症状と認知症状がある．抑うつ感，不安感が気分症状である．将来に対する絶望，自信喪失，周囲からの援助がないとの思いなどが認知症状[1]である．ストレッサーに対するストレス反応の出現時期は個人差がある．一概には言えないが，生

---

[1] 痴呆症が認知症へと呼称変更された．広い意味での知的機能を認知機能ということがあり，認知症はこうした定義に依拠している．一方，心理学では，自己・周囲・将来などの捉え方を認知という．本書でいう認知症状は，こうした心理学的認知概念に依拠している．

物学的ストレス反応の中では，自律神経症状のほうが早く出現するし，心理学的症状の中では，抑うつ感より不安感のほうが早く出現する．

　ところで，医学的診断からストレス反応を見るとどのようなことが言えるであろうか．ストレスによって惹起されるさまざまな身体疾患は心身症 psychosomatic disease と呼ばれている．気管支喘息，本態性高血圧，胃潰瘍など多くの身体疾患がこれに該当する．こうした疾患ではストレッサーが原因（の1つ）として働くことで，各種の自律神経症状や内分泌症状が出現するのである．また，心身症では気分症状や認知症状が多く認められる．前述のメカニズムを思い起こせば，心身症に心理的ストレス反応の症状が見られることは当然といえる．一方，気分症状や認知症状を前景に出す状態の多くは，気分障害，不安障害などの精神疾患の診断名がつく．しかし，仔細に見てみると，精神疾患において生物学的ストレス反応の症状が多く見られることがわかる．これは前述のメカニズムからすれば当然であろう．心身症と精神疾患の区別はストレス理論からみればあまり重要なものではなく，医療上の便宜から作られたものであるともいえる．

　われわれの日常生活上のストレッサーはライフイベンツであることがこれでわかったと思う．日常生活で体験するさまざまなライフイベンツがストレッサーとなって心身のバランスを崩すのである．本書で扱ううつ病は，心理学的ストレス反応を主体にした状態であり，こうした状態を生起する原因の多くは対人関係上の問題である．こうした心理社会的ストレッサーは精神疾患の発生・経過や治療方針の決定に大変重要であるため，DSM-IV ではそのIV軸として独立して評価されている (Skodol, 1991)．

2. ライフイベンツの種類と評価方法

　ところでライフイベンツは多種多様である．二人として同一のライフイベンツを経験する人はいない．例えば自然災害に見舞われても，個人の置かれた状況で，不適応を起こす強さや方向は異なる．しかし，その一方でライフイベンツをいくつかに分類しようという研究者も多い．

　Paykel, Prusoff, & Myers (1975) はライフイベンツをいくつかの水準で

分けている．彼らはまずライフイベンツを「望ましいもの desirable」と「望ましくないもの undesirable」に分けた（表6）．前者はプラスの出来事 positive life events であり，後者はマイナスの出来事 negative life events である．次に彼らは，ライフイベンツをその発生する状況に依拠して，入り口の出来事と出口の出来事に分けた．例えば，入学は入り口で卒業は出口である．出来事の領域で分けることも行い，職業，健康，家族，結婚，法律の5つの領域を設定した．ライフイベンツの平均的強度によって，重度，中等度，軽度に分けた．最後に，その発生を本人が事前に左右できるか否かで，統制可能と統制不可能に分類した．心理的不適応を起こすのは，望ましくないライフイベンツ，出口の出来事，重度のライフイベンツ，統制不可能なライフイベンツであると予測できる（Paykel, Myers, Dienelt, Klerman, Lindenthal, & Pepper, 1969）．

次にライフイベンツは経験当事者から全く独立して起こるものと，当事者の行動が何らかの形でライフイベンツの発生に関与しうるものの2つに分類する考えがある（Brown & Harris, 1978）．前者を independent events，後者を dependent events と称する．

ところで個人の体験した出来事を面接者が評価するにはどのような方法があるのか．これまでの手法は大きく分けて自己記入式調査票 self-rating scale と構造化面接 structured interview という2種類の測定方法があった．前者の先がけが Social Readjustment Scale（SRS: Holmes & Rahe, 1967）であった．これはアメリカの現代生活で起こりそうな出来事を多くあげ，多数の人々にその「ストレス度」を記入させ，その平均点をその出来事の「得点」としたものである．その上で研究対象者に過去の一定期間に発生した出来事を答えさせ，各出来事得点の挿話をその人が受けたストレスの度合いであるした．このように，自己記入式調査票によるライフイベンツの評価では，想定しうる多数の出来事をあげ，特定の期間（例えば調査時点から3か月以内，分娩後から調査時点まで，など）に体験したかを確認する．そのため，体験した出来事の詳細について問うことはできない．一方，構造化面接では出来事の体験の有無に加えて，出来事の文脈を聞き出

表6. ライフイベンツの分類

ライフイベンツの分類	例
望ましさ	
望ましいもの	婚約，結婚，昇進
望ましくないもの	家族の死，別居，降格，家族の病気，投獄，重大な家計上の問題，一月以上の無職，刑事訴追，離婚，火事など
社会状況の変化	
入り口の出来事	婚約，結婚，子の出産，家族構成員の新メンバー
出口の出来事	家族の死，別居，離婚，家族が家を出る，子どもの結婚など
活動の領域	
職業	新しいタイプの仕事の開始，勤務の変更，降格，失職，一月以上の無職，昇進，退職，仕事の失敗
健康	身体疾患，家族の病気，妊娠，出産，死産
家族	子どもの婚約，子どもの結婚，家族が家を出る，家族構成員の新メンバーなど
結婚	結婚，別居，離婚，夫婦間の重大な不和
法律	刑事訴追，訴訟，投獄
強度	
重度	家族の死亡，別居，家族の病気，死産，離婚，重大な家計上の問題，降格，失職，一月以上の無職，仕事の失敗など
中程度	夫婦間の重大な不和，妊娠，家族構成員の新メンバー，子どもの結婚，退職，訴訟など
軽度	転居，婚約，結婚，家族が家を出る，昇進，転校など
統制可能性	
統制可能	妊娠，出産，婚約，転校など
統制不可能	仕事の失敗，家族の死亡，身体疾患，子どもの婚約など

Paykel, Prusoff, B. A., & Myers, J. K. (1975). Suicide attempts and recent life events: a controlled comparison. *Archives of General Psychiatry, 32*, 327-333. より改変して引用

すように編集されている．ライフイベンツ聴取の構造化面接の代表がLife Events and Difficulties Schedule (LEDS: Brown & Harris, 1978)である．構造化面接では被検者の発言をチェックできるが，自己記入式調査票では出来事の定義をと範囲を記入者に「一任」しなければならず，両者の結果は近似する (Ndetei & Vadher, 1981) ものの，両者間に齟齬が生じうる

(Roberts, Johnson, Garamoni, Kupfer, & Frank, 1992)ことと，構造化面接でライフイベンツを同定したほうが精神疾患発症の寄与率が高くなること(Bebbington, Tennant, Sturt, & Hurry, 1984)も報告されている．

　ライフイベンツ評価の方法論上の問題点として常にあげられるのが，出来事の報告は記憶によるものであり，記憶はあいまいであり，かつ想起するときの感情に左右されるという点である．一定の間隔をあけて同じ調査をしてどれほど同じ答えを得られるかを見ることを再試験信頼性というが，ライフイベンツ評価の再試験信頼性は自己記入式調査票より構造化面接のほうが良好であり(Paykel, 1983)，また自記式調査票において明瞭な定義の出来事ほど良好である(Yager, Grant, Sweetwod, & Gerst, 1981)といわれている．また過去の出来事になるほど想起は悪くなる(Jenkins, Hurst, & Rose, 1979; Glickman, Hubbard, Liveright, & Valciukas, 1990; Monroe, 1982)．直近の出来事でない場合は，面接場面で聞き出したい時期の個人的な経歴に関する一覧表を提示するなどして想起を促す(Sobel, Toneatto, Sobel, Schuller, & Maxwell, 1990)ことが必要である．

　また気分がゆううつなときには過去の悲しい出来事(negative life events)を想起しやすいことも報告されている(Fogarty & Hemsley, 1983)．さらに追跡調査によって第二波調査の段階で抑うつ度が軽減したものほど，過去の幸福な出来事を想起する率が上昇する．つまり，悲しいときに叙述した過去の出来事は(たとえ嘘ではなくとも)，ゆううつでないときには報告されなかった可能性のあるものである．また，現在抑うつ状態にある人が回復すれば，それまで述べなかった肯定的出来事を述べ始める可能性があるのである．この研究成果は臨床に携わるものに大きな示唆を与えるものである．クライエントが述べることの内容が治療経過を追って変化しうるのである．

3. ライフイベンツとうつ病

　精神疾患の発現の前にライフイベンツの発生頻度が高いことは以前から指摘されていた(Brown, Harris, & Peto, 1973; Paykel, 1983; Tennant,

表7. 各種精神疾患とライフイベンツ

診断名	著者(年)	イベンツ	発生期間	相対危険率
うつ病	Paykel et al.(1969)	すべて	発症前6か月以内	5.4
		「出口」イベント	発症前6か月以内	6.5
		望ましくない出来事	発症前6か月以内	4.0
	Brown et al.(1973)	すべて	発症前6か月	1.8
		すべて	発症前3週間	5.5
	Brown et al.(1975)	顕著に驚異的な出来事	発症前38週間	7.6
統合失調症	Brown & Birley (1968)	すべて	発症前3週間	6.4
自殺	Paykel et al.(1875)	すべて	発症前6か月以内	6.3
		「出口」イベント	発症前6か月以内	6.7

2002)．すでに研究者の興味の中心は「ライフイベンツはうつ病を惹起するか？」から「ライフイベンツがうつ病を惹起する効果の介在要因・変更要因は何か？」に移動している．少し古い概説であるが Paykel(1978)は表7に示すようにうつ病の発症の前にライフイベンツの起こる率は対照群(コントロール群)に比べて数倍高いと述べている．同様の所見は統合失調症や自殺企図についても当てはまる．つまり，内容の如何ではなく，生活上の出来事に引き続いて急性の心理的変化が起こりやすくなるのであり，その一例がうつ病なのである．うつ病に先行するライフイベンツは望ましくないものや「出口」の出来事が多い．

ところで，ライフイベンツに"被爆"したことがどうして以降の心理適応を悪化させるのであろうか．Tennant and Andrews(1978)は67項目からなるライフイベンツ尺度を作り，その"ストレス度"について3つの異なる測定方法を提示し，比較検討した．第一に一定期間に発生したライフイベンツの総数を単純に足し合わせた(イベンツ数)．第二に各イベンツについて心理的負担 emotional distress を多数の人々に評価させその平均値を求めた(負担度)．第三に各イベンツごとにそれが生活の変化を惹起する程度を多数の人々に評価させその平均値を求めた(生活変化度)．そしてこ

の尺度を863人に地域住民に配布した．加えてGeneral Health Questionnaire(GHQ)によって心理的不適応を同時に評価した．まず，イベンツ数，負担度，生活変過度の三者間には有意な相関が認められ，さらに三者のいずれもGHQと相関を示した．つまり，イベンツ数，負担度，生活変化度のいずれもが心理的不適応を起こしうるのである．しかし，三者間の相関が強いことは三者のそれぞれとGHQの相関は見かけ上のそれである可能性も否定できない．そこでTennant and Andrews(1978)は偏相関係数を求めた．すると，唯一有意な関係を保持したのは負担度と心理的不適応の間の相関関係であった．

4. ライフイベンツと周産期うつ病

　分娩そのものがライフイベンツであるが，さらに分娩に伴って多くの出来事が発生する．このうちどれが産後うつ病の発生に貢献しているかについては思いのほか研究がなされていない．著者らは産後うつ病の疫学，発症要因，予防的介入の研究においてArizmendi and Affonso(1987)の作成した産後の出来事の表をもとに，産後ライフイベンツ評価用アンケートを作成した．予備的解析では育児関連の出来事のストレス度が高いほど産後1か月の抑うつ度が高いという結果を得たが，この領域は今後の研究が必要である．

5. 何がライフイベンツを起こすのか

　ライフイベンツは，天変地異のように不可抗力的に一定の確率でだれもが体験しうるものある．しかし，うつ病に関与するライフイベンツの多くは対人関係のそれである．ではなぜある人々はライフイベンツを体験するのであろうか．2,000組以上の双生児の研究からKendler and Karkowski-Shuman(1997)はライフイベンツの発生に遺伝性があると報告した．しかしこの関連はライフイベンツを当事者から独立したもの independent eventsと当事者の行動が関与しうるもの dependent events に分けてみると，後者にのみに当てはまったのである(Kendler, Karkowski, & Prescot,

産科病棟入院中と退院後の出来事やご様子についてうかがいます．それぞれの項目について入院中および退院後に体験なさったことがあるなら「はい」に，なければ「いいえ」に○を付けてください．「はい」の場合は，それがあなたにどれほど影響を与えたかを＋100点から－100点の間の得点で評価してください．出来事の中には悪いものや困ったものやイヤなものもありますが，良かったものや嬉しいものや助かったものもあります．一番悪いものを－100点，一番良いものを＋100点として，それぞれどれほどだったか全体的な評価でお答えください．このリストにないことは，その他として同じように扱ってください．

例：空き巣にあった	はい	いいえ	－31
例：宝くじに当たった	はい	いいえ	＋56

からだの症状

疲労	はい	いいえ	
食欲増加	はい	いいえ	
食欲低下	はい	いいえ	
嘔気・嘔吐	はい	いいえ	
会陰切開部の痛み	はい	いいえ	
帝王切開部の痛み	はい	いいえ	
その他の痛み	はい	いいえ	
不眠	はい	いいえ	
失禁	はい	いいえ	
乳腺炎	はい	いいえ	

生活パターンの変化

里帰り	はい	いいえ	
住居が手狭になった	はい	いいえ	
内装の変更	はい	いいえ	
生活リズムの変更	はい	いいえ	
引っ越し	はい	いいえ	
外出がむずかしい	はい	いいえ	

ご自分の体型

体重が戻らない	はい	いいえ	
体型が崩れた	はい	いいえ	
シミなど皮膚の変化	はい	いいえ	

金銭上の出来事

出費がかさんだ	はい	いいえ	
借金・ローンを組んだ	はい	いいえ	

図7．産後のライフイベンツ

医療費の心配	はい	いいえ	
定収入が減った	はい	いいえ	

家族・親族について

実家の両親の反応	はい	いいえ	
夫(パートナー)の両親の反応	はい	いいえ	
夫(パートナー)の反応	はい	いいえ	
夫婦生活(セックス)の変化	はい	いいえ	
親戚の付き合い	はい	いいえ	

家庭の外の出来事

友人との付き合い	はい	いいえ	
趣味の時間	はい	いいえ	

職業上ので出来事

勤務を開始した	はい	いいえ	
勤務内容の変更	はい	いいえ	
学校に行き始めた	はい	いいえ	

子育てについて

子育てがむずかしい	はい	いいえ	
授乳の困難	はい	いいえ	
夜の授乳	はい	いいえ	

赤ちゃんについて

なかなか泣きやまない	はい	いいえ	
夜泣き	はい	いいえ	
寝付きが悪い	はい	いいえ	
赤ちゃんの感染症やその他の病気	はい	いいえ	
赤ちゃんの入院	はい	いいえ	
赤ちゃんの手術	はい	いいえ	
ふたご・みつご	はい	いいえ	
死産だった	はい	いいえ	

その他

お書きください(　　　　　　　　　)	はい	いいえ	

「はい」と答えられた育児・家事・生活の出来事について，内容をアンケートの最後のページにお書きください．また，お感じになったこと，考えられこともご自由にお書きください．

(Arizmendi, T. G. & Affonso, D. D. (1987). Stressful events related to pregnancy and postpartum. *Journal of Psychosomatic Research, 31*, 743-756. を参考に改変)

図7．産後のライフイベンツ(つづき)

1999）．

　こうした遺伝学の所見から推測できることは，ライフイベンツは実は当事者の行動が引き起こしている可能性があることである．特有のパーソナリティ傾向をもつ人ほどライフイベンツに遭遇しやすいのである（Bolger & Schilling, 1991; Breslau, Davis, & Andreski, 1995; Buss, 1987; Champion, Goodall, & Rutter, 1995; Daley, Hammen, Burge, Davila, Paley, Lindberg, & Herzberg, 1997; Daley, Hammen, Davila, & Burge, 1998; Davila, Hammen, Burge, Paley, & Daley, 1995; Farmer, Harris, Redman, Sadler, Mahmood, & McGuffin, 2000; Farmer, Redman, Harris, Mahmood, Sadler, & McGuffin, 2001; Finch & Graziano, 2001; Fergusson & Horwood, 1987; Hammen, 1991; Headley & Wearing, 1989; Maciejewski, Prigerson, & Mazure, 2000; Magnus, Diener, Fujita, & Pavot, 1993; McLennan & Bates, 1993; Ormel & Wohlfarth, 1991; Plomin, Lichtenstein, Pedersen, McClearn, & Nesselroade, 1990; Pothoff, Holahan, & Joiner, 1995; Rutter et al., 1997; Saudino, Pedersen, Lichtenstein, McClear, & Plomin, 1997; Schroeder & Costa, 1984; Simon, Angell, Monroe, & Thase, 1993）．自らライフイベンツを引き寄せていしまうといっても良いであろう．

事例に戻って

　ユウコさんが落ち込み始めたイベンツは何だったのだろうか．分娩そのものが単独の原因だと考えるのはあまりに単純な論理である．産後の実母の対応，子の父である男性との葛藤など，うつ病発生の直前に多くのライフイベンツが発生している．研究上は「実母との不和」という1項目で処理されるが，事例に戻って考える際にはそうした「不和」のどの部分がユウコさんの落ち込みを引き出したかを考えることが大切である．ユウコさんは「ええ，母は『うるさくて眠れないわ』って…」と述べている．本当に夜泣きが強くて実母が「うるさくて眠れないわ」と言ったのか？　子はい

つも夜泣きが強く，そのたびに実母が文句を言っていたのか？　それとも子の夜泣きはこの時が初めてだったのだろうか？　母が「うるさくて眠れないわ」と言ったニュアンスや語調はどうだったのか？　そう言われてユウコさんは何か言い返したのか？　言い返したとすればなんと言ったのか？　それに対し実母はさらにどのように言ったのか？　そのとき夜泣きをした子をだれがあやしたのか？　あやして泣き止んだのか？　翌日，実母とユウコさんは気まずくなったのか？…などと思いを巡らせれば知りたいことは多い．男性との別れについても同様である．

　ライフイベンツ研究はうつ病発症メカニズムについて多くの示唆を与えた．しかし次の研究上の疑問は，「同様のライフイベンツを経験してもなぜ一部の人しか発病しないか」であり，本書の後半はこの疑問に答えるものである．さらにライフイベンツのどの側面が当事者においてうつ病発生の引き金を引いたのかが重要な研究課題である．このことを臨床に翻訳すれば，出来事について安易な了解をせずに，起きた出来事の当事者に与える意味について理解するような面接をすることである．このような面接は，単に発生原因を調べるだけでなくクライエントへの心理療法の重要な手段となる(イーガン，1998)．

●日本語推薦図書

ジェラード・イーガン　鳴澤實，飯田栄(訳)(1998)熟練カウンセラーをめざすカウンセリング・テキスト．創元社．

●引用文献

Arizmendi, T. G., & Affonso, D. D. (1987). Stressful events related to pregnancy and postpartum. *Journal of Psycho-somatic Research, 31*, 743-756.
Bebbington, P., Tennant, C., Sturt, E., & Hurry, J. (1984). The domain of life events: a comparison of two techniques of description. *Psychological Medicine, 14*, 219-222.
Bolger, N., & Schilling, E. A. (1991). Personality and the problems of everyday life: the role of neuroticism in exposure and reactivity to daily stressors. *Journal of Personality, 59*, 355-386.

Breslau, N., Davis, G. C., & Andreski, P. (1995). Risk factors for PTSD-related traumatic events: a prospective analysis. *American Journal of Psychiatry, 152*, 529-535.

Brown, G. W., & Harris, T. (1978). Social origin of depression: a study of psychiatric disorder in women. London: Tavistock Publication.

Brown, G. W., Harris, T. O., & Peto, J. (1973). Life events and psychiatric disorders. Part 2: nature of causal link. *Psychological Medicine, 3*, 159-176.

Buss, D. M. (1987). Selection, evocation, and manipulation. *Journal of Personality and Social Psychology, 53*, 1214-1221.

Champion, L. A., Goodall, G., & Rutter, M. (1995). Behaviour problems in childhood and stressors in early adult life. I. A 20 year follow-up of London school children. *Psychological Medicine, 25*, 231-246.

Daley, S. E., Hammen, C., Burge, D., Davila, J., Paley, B., Lindberg, N., & Herzberg, D. S. (1997). Predictors of the generation of episodic stress: a longitudinal study of late adolescent women. *Journal Abnormal Psychology, 106*, 251-259.

Davila, J., Hammen, C., Burge, D., Paley, B., & Daley, S. E. (1995). Poor interpersonal problem solving as a mechanism of stress generation in depression among adolescent women. *Journal of Abnormal Psychology, 104*, 592-600.

Daley, S. E., Hammen, C., Davila, J., & Burge, D. (1998). Axis II symptomatology, depression, and life stress during the transition from adolescence to adulthood. *Journal of Consulting and Clinical Psychology, 66*, 595-603.

Farmer, A., Harris, T., Redman, K., Sadler, S., Mahmood, A., & McGuffin, P. (2000). Cardiff depression study: a sib-pair study of life events and familiarities in major depression. *British Journal of Psychiatry, 176*, 150-155.

Farmer, A., Redman, K., Harris, T., Mahmood, A., Sadler, S., & McGuffin, P. (2001). Sensation-seeking, life events and depression: the Cardiff depression Study. *British Journal of Psychiatry, 178*, 549-552.

Fergusson, D. M., & Horwood, L. J. (1987). Vulnerability to life events exposure. *Psychological Medicine, 17*, 739-749.

Finch, J. F., & Graziano, W. G. (2001). Predicting depression from temperament, personality, and patterns of social relations. *Journal of Personality, 69*, 27-55.

Fogarty, S. J., & Hemsley, D. R. (1983). Depression and the accessibility of memories: a longitudinal study. *British Journal of Psychiatry, 142*, 232-237.

Glickman, L., Hubbard, M., Liveright, T., & Valciukas, J. A. (1990). Fall-off in reporting life events: effects of life change, desirability, and anticipation. *Behavioral Medicine, 16*, 31-38.

Hammen, C. (1991). Generation of stress in the course of unipolar depression. *Journal of Abnormal Psychology, 100*, 555-561.

Headley, B. & Wearing, A. (1989). Personality, life events, and subjective well-being: toward a dynamic equilibrium model. *Journal of Personality and Social Psychology, 57*, 731-739.

Holmes, T. H., & Rahe, R. (1967). The social readjustment rating scale. *Journal of Psychosomatic Medicine, 11*, 213-218.

Jenkins, C. D., Hurst, M. W., & Rose, R. M. (1979). Life changes: do people really remember? *Archives of General Psychiatry, 36*, 379-384.

Kendler, K. S., Karkowski, L., & Prescot, C. A. (1999). The assessment of depression in the study of stressful life events: validation using a twin design. *Psychological Medicine, 29*, 1455-1460.

Kendler, K. S., & Karkowski-Shuman, L. (1997). Stressful life events and genetic liability to major depression: genetic control of exposure to the environment? *Psychological Medicine, 27*, 539-547.

Lazarus, R. S., & Folkman, S. (1984). Stress, appraisal, and coping. New York: Springer.

Maciejewski, P. K., Prigerson, H. G., & Mazure, C. M. (2000). Self-efficacy as a mediator between stressful life events and depressive symptoms: differences based on history of prior depression. *British Journal of Psychiatry, 176*, 373-378.

Magnus, K., Diener, E., Fujita, F., & Pavot, W. (1993). Extraversion and neuroticism as predictors of objective life events: a longitudinal analysis. *Journal of Personality and Social Psychology, 65*, 1046-1053.

McLennan, J. & Bates, G. W. (1993). Vulnerability to psychological distress: empirical and conceptual distinctions between measures of neuroticism and negative affect. *Psychological Reports, 73*, 1315-1323.

Monroe, S. M. (1982). Assessment of life events: retrospective vs concurrent strategies. *Archives of General Psychiatry, 39*, 606-610.

Ndetei, D. M., & Vadher, A. (1981). The relation between contextual and reported threat due to life events: a controlled study. *British Journal of Psychiatry, 139*, 540-544.

Ormel, J. & Wohlfarth, T. (1991). How neuroticism, long-term difficulties, and life situation change influence psychological distress: a longitudinal model. *Journal of Personality and Social Psychology, 60*, 744-755.

Paykel, E. S. (1983). Methodological aspects of life events research. *Journal of*

Psychosomatic Research, 27, 341-352.
Paykel, E. S. (2003). Life events and affective disorders. *Acta Psychiatrica Scandinavica, 108* (Suppl. 418), 61-66.
Paykel, E. S., Myers, J. K., Dienelt, M. N., Klerman, G. L., Lindenthal, J. J., & Pepper, M. P. (1969). Life events and depression: a controlled study. *Archives of General Psychiatry, 21*, 753-760.
Paykel, E. S., Prusoff, B. A., & Myers, J. K. (1975). Suicide attempts and recent life events: a controlled comparison. *Archives of General Psychiatry, 32*, 327-333.
Paykel, E. S. (1978). Contribution of life events to causation of psychiatric illness. *Psychological Medicine, 8*, 245-253.
Plomin, R., Lichtenstein, P., Pedersen, N. L., McClearn, G. E., & Nesselroade, J. R. (1990). Genetic influence on life events during the last half of the life span. *Psychology and Aging, 5*, 25-30.
Pothoff, J. G., Holahan, C. J., & Joiner, T. E. (1995). Reassurance seeking, stress generation, and depressive symptoms: an integrative model. *Journal of Personality and Social Psychology, 68*, 664-670.
Roberts, J. R., Johnson, S. L., Garamoni, G. L., Kupfer, D. J., & Frank, E. (1992). Toward the standardization of life stress assessment: definitional discrepancies and inconsistencies in methods. *Stress Medicine, 8*, 47-56.
Rutter, M., Dunn, J., Plomin, R., Simonoff, E., Pickles, A., Maughan, B., et al., (1997). Integrating nature and nurture: implications of person-environment correlations and interactions for developmental psychopathology, *Development and Psychopathology, 9*, 335-364.
Saudino, K. J., Pedersen, N. L., Lichtenstein, P., McClear, G. E., & Plomin, R. (1997). Can personality explain genetic influences on life events? *Journal of Personality and Social Psychology, 72*, 196-206.
Schroeder, D. H., & Costa, P. T. Jr. (1984). Influence of life event stress on physical illness: substantive effects or methodological flaws? *Journal of Personality and Social Psychology, 46*, 853-863.
Skodol, A. E. (1991). Axis IV: a reliable and valid measure of psychosocial stressors? *Comprehensive Psychiatry, 32*, 503-515.
Simon, A. D., Angell, K. L., Monroe, S. M., & Thase, M. E. (1993). Cognition and life stress in depression: cognitive factors and the definition, rating, and generation of negative life events. *Journal of Abnormal Psychology, 102*, 584-591.
Sobel, L. C., Toneatto, T., Sobel, M. B., Schuller, R., & Maxwell, M. (1990). A procedure for reducing errors in reports of life events. *Journal of*

Psychosomatic Research, 34, 163-170.
Tennant, C. (2002). Life events, stress and depression: A review of recent findings. *Australian and New Zealand Journal of Psychiatry, 36*, 173-182.
Tennant, C., & Andrews, G. (1978). The pathogenic quality of life event stress in neurotic impairment. *Archives of General Psychiatry, 35*, 859-863.
Yager, J., Grant, I., Sweetwod, H. L., & Gerst, M. (1981). Life event reports by psychiatric patients, nonpatients, and their partners. *Archives of General Psychiatry, 38*, 343-347.

第4章 ソーシャルサポート

松平　友見

■ 理論の紹介

1. ソーシャルサポートの概念

　人間がその心理状態に変調をきたすには，前もって何らかのライフイベンツがストレッサーとして関与する．しかしライフイベンツを経験した人々が全員，何らかの精神疾患を発生するものではない．比較的大きいストレッサーに遭遇しても心理的に安定している人はむしろ多い．ストレスに曝されても安定していられるいわば緩衝材として作用しているものの1つが，周囲の人々から与えられる心理的支援やその他の支援である．こうした支援をソーシャルサポートと呼んでいる．ソーシャルサポートの概念は広く，社会的関係が健康を促進する過程全般をさす．ストレスとの関連では，ソーシャルサポートは，人が自分のニーズを満たすために利用可能であると認識している社会的関係とされる(Thoits, 1982)．人がライフイベントによって生じる危機を乗り越えようとするとき，その人をとりまく家族や友人などのサポートは重要な支えとなって，ストレスの悪影響をやわらげる(Caplan, 1974)．つまり，自分が困ったときに助けを求めれば助けてくれる人間関係をもっていることが健康な生活の基盤になると考えられる．

2. ソーシャルサポートの評価

　ソーシャルサポートの健康への効果は，ソーシャルネットワークの構造(図8)およびソーシャルサポートの機能(図9)の両面から検討されてきた．ソーシャルネットワークとは，家族，友人，知人，近隣の人々，職場の同僚，より広い地域の人々などをふくむ，その人の人間関係の範囲である．ソーシャルネットワークの研究ではサイズと密度を指標にして，ある範囲の中にいる複数の人々のつながりと健康との関連を明らかにしようとする(例えば Tosdlf, 1976)．サイズはその人のソーシャルネットワークの中にいるメンバーの数である．密度は，メンバー同士が実際にもつ直接的なつながりの数と，メンバー全員の直接的なつながりを想定した場合の数との比率である．人は多くの場合，複数のソーシャルネットワーク(家族，親戚，友人，職場の同僚，子どもの親同士のつきあいなど)をもっているが，サイズが小さく密度の低すぎるソーシャルネットワークは心理的な不適応を生じやすい．児童虐待のため受診した母親は対照群に比較するとソーシャル

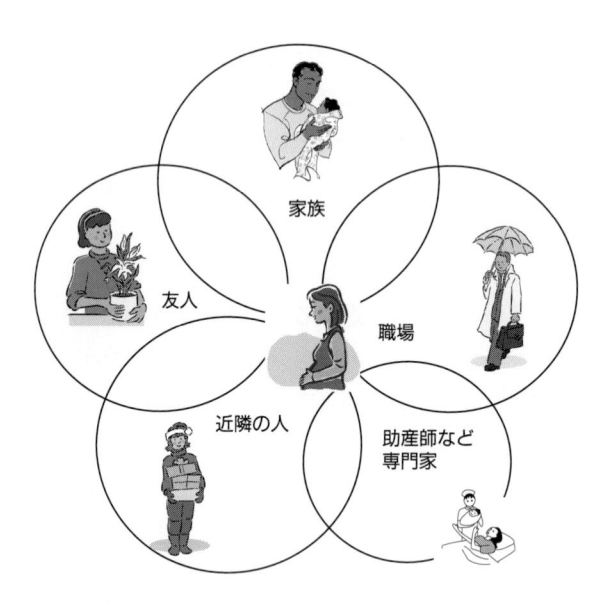

図8．ソーシャルネットワークの構造

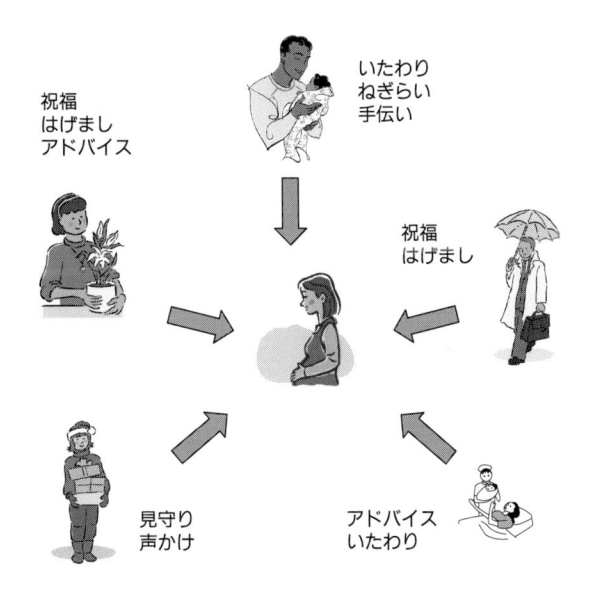

図9. ソーシャルサポートの機能

ネットワークが小さく，日常的にそれらの人々と合う回数も少ないことが報告されている(Salzinger, 1990; Salzinger, Kaplan, & Artemyeff, 1983)．ソーシャルネットワークの研究からわかっているのは，いくつかの例外はあるものの(例えば密度がほとんどゼロでメンバー同士の関係がない場合など)，適度に密度の低いネットワークをもつ人のほうが心理的適応がよいということである(Hirsh, Engel-Levy, Du Bois, & Hardesty, 1990)．そのようなソーシャルネットワークを複数もつと，それぞれのネットワークを構成するメンバーが重複しにくく，人との距離を保ちやすくなる．例えば，職場の愚痴を友人に話すときに，友人であると同時に職場の同僚でもある人には話しにくいが，職場とは無関係な友人には話しやすい場合があるだろう(もちろん人や状況によって異なるのだが)．また，さまざまなソーシャルネットワークに参加すると，その人にはその集団ごとに違う役割が与えられる．例えば家庭では母親や妻であり，職場では部下をもつ上司であり，趣味の習い事では生徒というように，複数の異なる集団

でもつ役割のそれぞれを果たすことによって，その人のアイデンティティが明確になり自尊感情が高まって健康状態が良くなるのだろうと考えられている(Cohen, 1988; Thoits, 1983)．

　機能的アプローチはソーシャルサポート研究の主流であり，期待されたサポート perceived support，実行されたサポート enacted support に注目している(図10)．期待されたサポートとは，自分はストレスフルな状況を乗り越えるのに役立つサポートをもっているという認識である(例えば「いまは困ってはいないが，もし困難なことがあれば実母や姉が必ず援助してくれる」)．一方，実行されたサポートとは，サポートを意図した実際の行動である(「困ったことが発生したとき，実母と姉が援助してくれた」)．実行されたサポートには，サポートを与える立場からのものと受ける立場からのものがあるが，実行されたサポートの研究の多くは受容されたサポートを扱っている．これは，実行されたサポートの研究の多くがそのサポート行動を受けた人の報告にもとづいているためである．期待されたサポートの研究からは，自分が必要なときに利用できるサポートがあるという認識がさまざまな症状をやわらげたり適応を促進させたりすることがわかっ

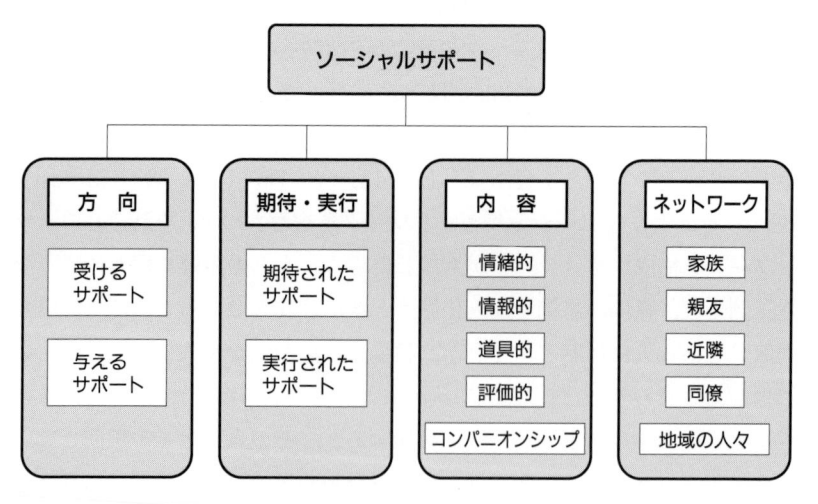

図10．ソーシャルサポートの構成要素

ている(Cohen & Wills, 1985)．それに対して，実行されたサポートはストレスをやわらげないばかりか，その人の自尊感情を低めて心理的適応を悪くさせる場合がある(Dunkel-Schetter & Bonnet, 1990; Stollar, 1985)．これは実際にサポートを受けたという事実が，その人のストレスフルな状況への主体的な取り組みをやめさせてしまうためだろうと考えられている．したがって，こころとからだの健康には実際にサポートを受けたかどうかよりも，その人が必要なときに利用できるサポートがあると思ったかどうかが重要なのである．

　期待されたサポートが効果を発揮するプロセスは，ストレスの認知評価モデルで説明される(Lazarus & Folkman, 1984)．このモデルは潜在的ストレスから病気になるまでのメカニズムを理論化している(図11)．それによると，まず人は何らかの刺激(例えばライフイベンツ)を感じたとき，それが自分に関係あるものかどうか，ストレスフルで有害かどうかを評価する．この刺激の評価は一次評価と呼ばれる．一次評価によってその刺激が有害だと判断された場合には，次に自分がその悪影響を回避するために有効な対処資源をどの程度もっているかを評価する．この資源の評価は二次評価と呼ばれる．そして，二次評価によって自分のもつ資源では有害な刺激に対処しきれないと評価する場合に，その刺激はストレスとなり，健康状態を悪化させるのである．期待されたサポートは，一次評価，二次評価の2つの時点で効果をもつと考えられている．一次評価である刺激を知覚したときに周囲の人から有効なサポートを得られるだろうという期待がもてれば，その刺激は自分にとって有害なものではないと判断されやすくなる．二次評価では，たとえその刺激が有害であると判断されていたとしても，効果的なサポートが得られるという期待にもとづいて評価しなおしてみれば，その有害さの程度を低く評価することもあるだろう．つまり期待されたサポートの程度によって認知されるストレスの程度が異なり，それによって病気になるかならないかの違いが生じると考えられるのである．

　ソーシャルサポートの健康への影響は，ストレス緩衝効果，直接効果として理論化されてきた．緩衝効果モデルでは，ソーシャルサポートはスト

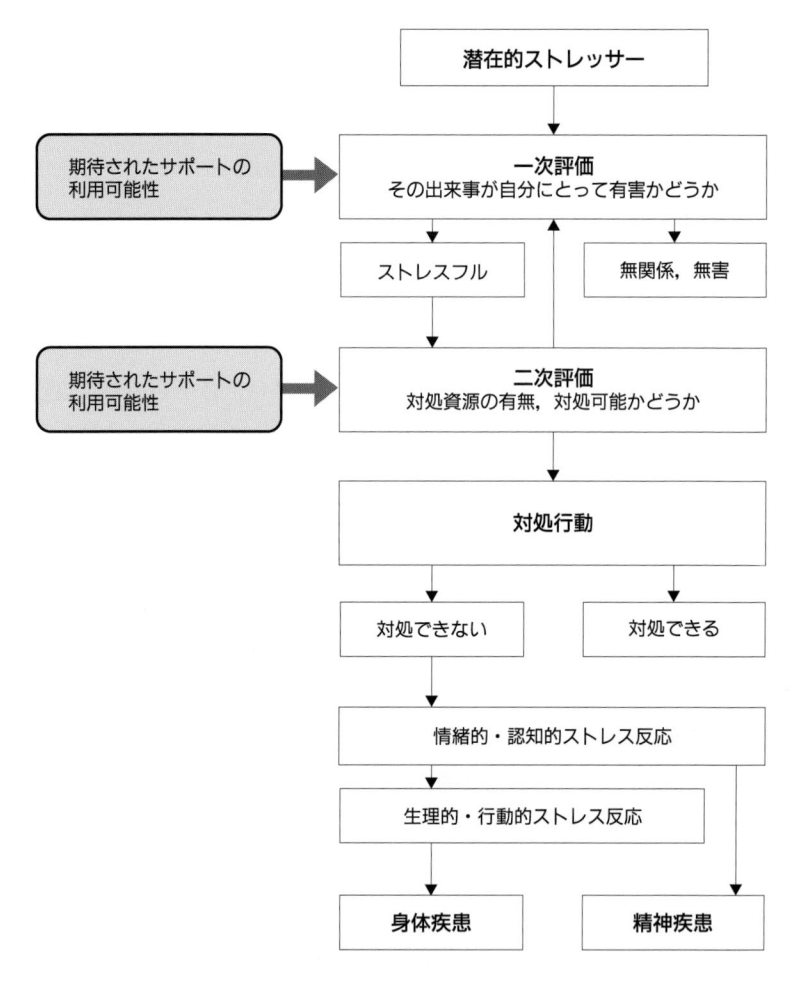

```
                    潜在的ストレッサー
                           │
                           ▼
 期待されたサポートの  →  一次評価
 利用可能性              その出来事が自分にとって有害かどうか
                    │              │
                    ▼              ▼
                ストレスフル    無関係，無害
                    │
                    ▼
 期待されたサポートの  →  二次評価
 利用可能性              対処資源の有無，対処可能かどうか
                           │
                           ▼
                       対処行動
                    │              │
                    ▼              ▼
               対処できない     対処できる
                    │
                    ▼
            情緒的・認知的ストレス反応
                    │
                    ▼
            生理的・行動的ストレス反応
                    │              │
                    ▼              ▼
                身体疾患         精神疾患
```

図 11．ストレスの認知評価プロセス

レス反応を生じさせるライフイベンツがある場合にだけストレスの影響をやわらげる効果があり，ライフイベンツがない場合にはその効果もないと考える（図 12）．直接効果モデルでは，ライフイベンツがあってもなくても，ソーシャルサポートはストレスの影響をやわらげると考える（図 13）．この 2 つの理論的モデルを実証するために多くの研究が行われてきた．しかし，

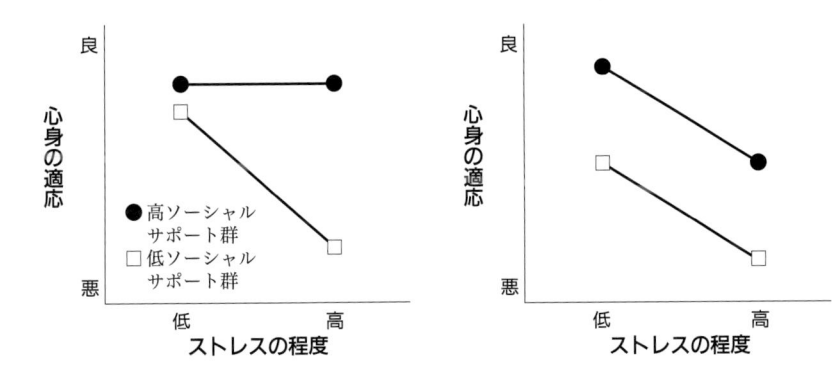

図12. 緩衝効果モデル　　図13. 直接効果モデル

　その結果は研究ごとに違っている．つまり緩衝効果を示す研究，直接効果を示す研究，緩衝効果と直接効果の混ざった結果を示す研究があったのである．この原因の1つはソーシャルサポートを測定する尺度だといわれている．ソーシャルネットワーク(構造)を測定する尺度は直接効果を示しやすく，期待されたサポートや実行されたサポート(機能)を測定する尺度は緩衝効果を示しやすいのである(Cohen & Wills, 1985)．またソーシャルサポートの効果は，ストレスの程度やその他の社会的要因によっても違うことがわかっている．このような研究をまとめてみると，緩衝効果，直接効果の区別は単に研究方法の違いから生じているにすぎず，ソーシャルサポートの効果の本質を明らかにするものだとはいえなくなる．緩衝効果モデルについても，ソーシャルサポートがより強いストレス状況で有効に機能することは十分に実証されており，ライフイベンツがないからといってソーシャルサポートの効果が全くないわけではない(Wills & Shinar, 2000)．ソーシャルサポートは確実に健康に関与しているが，単純な理論的モデルでは説明しきれない部分がある．

　ソーシャルサポートの効果には，ストレス状況の特徴，対処すべき問題の特徴，サポートの内容などが複雑にかかわっている．いろいろな人から多くのサポートを与えられたとしても，すべてが有効なサポートになるわ

けではない．その人がこのストレス状況を乗り切るのに役に立ちそうだから必要だと思うサポートだけがストレスの影響をやわらげる．そして，どのようなサポートが役立つものなのかはストレス状況や問題によって違うのである．このような考え方をソーシャルサポートのマッチング仮説という．それは，特定のストレスに対処するためのニーズを満たすサポートだけが有益であるという考え方である(Curtrona & Russel, 1990)．したがって，特定のストレス状況や問題にはどのようなサポートが有益なのかを検討することが重要になる(図10)．社会的関係から提供されるサポートの主な機能は，①情緒的サポート，②情報的サポート，③道具的サポート，④評価的サポート，⑤コンパニオンシップである(Curtrona & Russel, 1990)．情緒的サポートとは，相手の言い分を共感的に傾聴し受容を示す，相手の行動や考えを認める，相手を気にかけていると伝えるなどである．情報的サポートは，問題解決に役立つ実際的な知識や情報の提供，あるいは問題への取り組み方についての具体的な助言や指導である．道具的サポートとは，問題解決のために一緒に行動する，道具や移動手段を準備する，家事や育児を手伝う，金銭を貸す，ものを与えるなどである．評価的サポートとは，努力を評価する，その人の問題への取り組み方の良い点を指摘する，その人の行動や考えの適切さを支持するなどである．コンパニオンシップは，日常生活での趣味や社会的活動をともにする仲間がいることである．一般に，情緒的サポートはどのようなストレス状況においても有効であることが多い(Kessler & McLeod, 1985)．しかし，例えば道に迷ったときに必要なサポートは，共感や同情ではなく，目的地へ到着するための正確な情報かもしれないし，実際に道案内をしてもらうことかもしれない．問題解決のポイントをおさえたサポートの選択肢が複数ある中でも，その人の求めるサポートがその人にあったやり方で提供されるときに最も役に立つのである．

　ところで与える側は援助のつもりで行った行動でも，受ける側が否定的に取るものはサポートとはいえない．こうした事柄をソーシャルアンダーマイニングと呼ぶ．ソーシャルアンダーマイニングが強いほど心理的不適

応が起こりやすいといわれている(Burg & Seeman, 1994; Coyne & DeLongis, 1986; Hobfoll, Nadler, & Leiberman, 1986; Lakey, Tardiff, & Drew, 1994; Lepore, 1992; Manne & Glassman, 2000; Riemsma, Taal, Wiegman, Rasker, Bruyn, & van Paasen, 2000; Rook, 1984; Sandler & Barrera, 1984; Schuster, Kessler, & Aseltine, 1990; Stansfeld, Fuhrer, & Shipley, 1998; Shinn, Lehmann, & Wong, 1984; Symister & Friend, 2003; Vinokur & Van Ryn, 1993)。ある行動をサポートとみなすかどうかはサポートを与える側と受ける側で一致しないことがある(Antonucci & Israel, 1986)。その行動が援助とみなされるかどうかは，受け手のものの見方や考え方によって異なるためである。したがって援助を与える側は，あらかじめ相手がどのようなサポートを望んでいるのかを十分に把握し，そのサポートを提供することによってどのような影響が生じるかについて見通しをもつことが必要であろう。

　期待されたサポートの程度に影響する要因の1つにパーソナリティ特性がある。パーソナリティとは，その人に特徴的な行動や考え方の傾向である。ソーシャルサポートとパーソナリティの関係を調べた研究からわかっているのは，外向性や自己志向などのパーソナリティ特性が高い人ほど，自分のソーシャルネットワークの中でサポートを期待できる人数が多いということである(Kitamura, Kijima, Watanabe, Takezaki, & Tanaka, 1999; Sarason, Levine, Basham, & Sarason 1983)。つまり，自分自身を受容し，自分をとりまく周囲の人々を肯定的にとらえて積極的に関係を築こうとする傾向が高い人ほど期待されたサポートも多くなり，適応状態が良くなるだろうと予想される。このパーソナリティ特性の一部は，もともと遺伝で決まっている傾向が行動という目に見えるかたちで表れてきたものである。実際にソーシャルサポートには遺伝の影響があるという研究もある(Kendler, 1997)。

　このような研究結果を整理してみると，ソーシャルサポートは，受身的に周囲の人々から与えられるものだという従来の考え方に疑問が出てくる。むしろ，その人自身の中にもともと遺伝で決まっている環境とのかか

わり方の傾向があり，それが周囲の人へ働きかける行動となって表れ，周囲の人々からのサポートを引き出すという考え方もできる．つまり，サポートは与えられるものではなく，その人自身が積極的に獲得するものだということになる．このような視点の転換はソーシャルサポートの新しいテーマであり，今後の研究が必要である．

　期待されたサポートの程度に影響するもう1つの要因として，サポートをやりとりする社会関係や相互作用の特徴が考えられる．ある人との人間関係が良く，情緒的にも安定していれば，その人にはサポートを期待しやすくなり，そのことが健康や適応を高めると考えられる．このような要因は，特定のパートナーとの親密さ，愛着などのキーワードで表されてきた．Reis and Franks (1994) は，親密さは，期待されたサポートに直接的な影響を与え，間接的に心理的健康に影響を与えると述べている．中絶を経験した女性を対象とした調査では，安定的な愛着スタイルをもつ人は，そうでない人にくらべてパートナーからより多くの期待されたサポートを得るとともに，パートナーによって引き起こされる葛藤の程度をより低く評価することが示された (Cozzarelli, Sumer, & Major, 1998)．また Collins and Feeney (2004) は，不安定な愛着スタイルを示す人が相手のサポートをより低く評価することを実験によって確認し，愛着スタイルが期待されたサポートの程度に影響すると主張した．このような研究からわかるのは，ソーシャルサポートの背景にある人間関係の良し悪しが健康や適応に関係しているということである．しかし，このテーマには人間関係の特徴やそこで行われるやりとりの特徴を明確に定義できていないという研究上の問題があり，そのために複数の研究結果を比較できない状況になっている (Reis & Collins, 2000)．今後の研究が望まれる課題である．

3. 周産期うつ病とソーシャルサポート

　周産期の女性の心理状態を理解する上でソーシャルサポート理論からどのくらいのことがわかっているであろうか．妊娠，出産は女性がライフコース上で経験しうるライフイベンツの1つである．しかし親になることは心

理的にはアイデンティティの危機をともなう．

　スウェーデンでのインタビュー調査では，新しく母親になった女性はまず自分自身を見失い，子どもへの責任に圧倒されること，育児に対する投げやりな気持ちや不安と格闘しつつ，パートナーとの関係を維持しようとすることが報告されている(Edhborg, Friberg, Lundh, & Widstrom, 2005)．親であるというアイデンティティは，このような心理的葛藤を経て獲得されるものである．したがって周産期の女性はからだもこころも不安定になりがちである．周産期の心理的ストレスの高さは，人口統計学的要因および社会経済的地位と関連がある．Glazier, Elgar, Goel, and Holzapfel (2004)は，カナダの一般人口中の妊婦を対象とした調査を行った．その結果，抑うつと不安の高い人は，より若年で経産回数が少なく，学歴が短く，世帯収入が低い特徴があることが示された．このことからは，より年齢が若く収入の低い女性がストレスを抱えやすく，したがってケアやサポートの必要性も高いと考えられる．

　Zelkowitz et al.(2004)はカナダにおける移民女性の妊娠期間のうつ病について，ソーシャルサポートに関する満足度が直接的に関与していると報告している．しかし，これは妊娠うつ病に限定されたものではない．

　ソーシャルサポートは，母親にとって子どもが扱いにくいと感じられる場合にとりわけ重要になる．扱いにくいと感じられる子どもとは，例えば，睡眠リズムや授乳のリズム・量が安定しない，周囲のわずかな変化にも敏感に反応して泣き出す，いったん泣き出すとなかなか泣き止まないなどである．このような行動特徴は，その子がもって生まれた気質が表れていると考えられる．しかし，そのような子どもに対しては，母親はどのように働きかければどのような反応が返ってくるのかという見通しをもちにくく，その都度行う自分の働きかけが子どもにとって適切かどうかもわかりにくい．難しい気質をもつ子どもは，芽生え始めたばかりの母親としての自信を失わせる．そして，そのことが母親のうつ病の発症につながる可能性がある(Sugawara, Kitamura, Toda, & Shima, 1999)．さらに母親のうつ病のために十分な養育を受けられずに育つ子どもは，のちの成長過程で

さまざまな問題行動や障害をもつかもしれない．Cutrona and Troutman (1986)は，妊娠中のソーシャルサポート，妊娠中と出産後の抑うつ，出産後の子育てに対する自信，子どもの気質との関係を調べた．その結果，扱いにくい子どもの気質は，母親の子育てに対する自信を失わせ，直接的にも間接的にも抑うつを高めることが示された．しかし，妊娠中に多くのソーシャルサポートをもっていた母親は，たとえ扱いにくい気質の子どもであっても，子育ての自信を失いにくいことも示された．この研究からわかることは，妊娠中から多くのソーシャルサポートをもつことが母親としての自信を育み，周産期うつ病を予防する可能性があるということであろう．

　周産期の女性にとって最も重要なソーシャルサポートの提供者が夫(パートナー)であることは多くの研究から明らかである．夫(パートナー)との関係が良ければサポートを期待できストレスは低くなることが予想されるし，悪ければサポートを期待できずストレスは高くなることが予想される(Zelkowitz, et al., 2004)．実際，初産妊婦が最もサポートを期待するのは夫(パートナー)であり，彼らのサポートはさまざまな心理的症状をやわらげていた(Kitamura, Toda, Shima, Sugawara, & Sugawara, 1998)．Glazier, Elgar, Goel, and Holzapfel(2004)は，夫(パートナー)との問題や葛藤は妊婦の心理的ストレスを高めていたと報告した．そして周産期の女性にかかわる専門職は，妊婦本人とその夫(パートナー)との関係性やそれぞれの心理状態を評価し，もし問題がないのであれば，両者が互いに支えあう関係を維持するよう働きかけることを奨めている．

　実行されたサポートは，それが受けた側にとって満足のいかないものであるときには産後うつ病の危険因子となる(Boyce & Hickey, 2005; Terry, Rawle, & Callan, 1995)．情緒的サポートの有効性は一般に高いとされているが，アメリカの低所得層の妊婦を対象とした調査では，周産期の全般的な健康状態にとっては情緒的サポートよりも道具的サポートが重要であることが示された(Collins, Dunkel-Schetter, Lobel, & Scrimshaw, 1993)．また多くの母親が直面する授乳が適切かどうかという問題については，その具体的な内容が観察と判断の感覚，自信喪失，疲労，不快感，責

任の共有であり，これらの問題に対処するためには情緒的サポート，情報的サポート，道具的サポート，評価的サポート，コンパニオンシップのすべてが必要となり，祖母，配偶者，助産師が重要なサポート提供者となって母親に授乳の問題を乗り越えさせることが明らかにされた(Dykes, Moran, Burt, & Edwards, 2003)．授乳の問題を調べた別の研究では，配偶者と祖母が情緒的サポート，道具的サポートを提供し，医師と看護師が情報的サポートを提供することが報告された(Isabella & Isabella, 1994)．

このような研究からわかるのは，問題解決のポイントをおさえたサポートが信頼できる周囲の人々から複合的に提供されるときに有益なサポートになるということだろう．

事例に戻って

ではユウコさんに戻ってソーシャルサポート理論を考えてみよう．ユウコさんが「退院するときに『何かあったらいつでも相談にのるから連絡して』って電話番号を教えてくれたでしょ．あの頃はとにかく全部一人でやっていかなきゃって気負ってたから，私それですごく安心しました．もし本当に困ったことあっても，電話すれば何とかなるって思いました」と述べているところが期待されたサポートの効果である．ユウコさんにとっては，困ったときにいつでも相談できる人がいると思うことが期待されたサポートになっている．いまのところはサポートを受けなくてはならない状況にはないが，もし必要になれば有効なサポートを受けられるはずだという認識が気負った気持ちをやわらげるように作用している．厚生労働科学研究による班研究では，各妊婦に担当助産師を決め，最初に自己紹介する際に名刺を渡し，緊急時の連絡時の電話番号を教えている．こうしたわずかな手立てで期待されたサポートは高くなるのである．

次にストレスの認知評価モデルを考えてみよう．ユウコさんの話の中で「ミルクが足りてるのかどうかわかんないし，自分の睡眠時間がなくて疲れるし，赤ちゃんを育てるってすごい大変なんだって思いました」という部

分がストレスの一次評価である．ユウコさんは授乳の問題，自分の疲労感などから生じるストレスを自分にとって有害だと思っている．これは育児が自分の責任であると思うからこそ感じるのである．自分に無関係な出来事はストレスの原因にはならない．そして「でも，いつも退院のときに言ってもらった言葉を思い出して，困ったらいつでも相談できるんだから大丈夫って自分に言いきかせてたら，やっぱり何とかなりそうな気がしてきて，大変さが少しだけ軽くなりました」と話す．この部分が二次評価であり，ここでストレスの再評価が行われている．ユウコさんはいったん育児をとても大変だと感じたが，自分には必要なときにいつでも相談できるというサポートがあることを思い出し，そのサポートがあれば自分は育児をやっていけそうだと考えなおし，それによって最終的には育児によるストレスを前よりも少なく評価している．ユウコさんは，期待されたサポートに支えられて，育児の大変さに圧倒されながらも，自分なりに行動しようとしているのである．

　さらに実行されたサポートの良い面，悪い面をみてみよう．実行されたサポートに該当するのは育児の手伝いである．ユウコさんの話の中では「いとこのお姉さんで，赤ちゃんの扱いに慣れている人が手伝いにきてくれたことがあったんです．その人は『ユウコは疲れてるだろうから全部私に任せてゆっくり休んで』って言ってお世話を代わってくれたんです」という部分である．しかし，ここで実行されたサポートには，ストレスをやわらげる面と高める面の両方がある．それはユウコさんが「確かにからだは楽になったけど，気持ちは苦しくなっただけでした」と述べている部分に表れている．どうしてこのようなことになったのだろうか．原因の１つは，実行されたサポートがユウコさんの自尊感情を低めていることにある．ここではユウコさんは二重に傷ついている．１つ目は「お姉さんは抱っこの仕方もミルクのあげ方もオムツの替え方もすごい手際よくて，私はこんなに上手にできないよって思いました」という部分である．ここでユウコさんは，育児上手のお姉さんと自分を比較し，自分の手際の悪さをつき突けられたように感じている．２つ目は「ノゾミも私が世話するときよりずっと機嫌よ

く過ごしていて，いつもは私が下手だから気持ちよく過ごせないんだって言われているみたいに思いました」という部分である．ユウコさんは機嫌よく過ごすノゾミちゃんをみて，手際の悪い自分を責められているように感じている．その結果「すごい悲しくなっちゃったんです．実の母親の私がどんなにがんばってもだめで，母親じゃないお姉さんの方がノゾミにとってはいいなんて，はっきり言ってショックです」と母親としての自尊感情が傷ついたことを述べている．このように，実行されたサポートは実際にストレスを減少させる効果がある反面で，心理的適応に影響を与える要因を阻害することもある．この場合，サポートを意図した行動は，ユウコさんの自尊感情や主体性などの心理的資源を有効活用する援助にはならず，結果的にソーシャルアンダーマイニングとなっている．臨床現場で助産師がほとんどすべての世話をしてしまうことが，実はサポートにはならないことは経験ある助産師は知っているが，その背景にはこうした理論的説明があるのである．

　ここでソーシャルサポートのマッチング仮説を考える前に，ソーシャルサポートの種類をみてみよう．ユウコさんが「育児って大変だよねーって話を聴いてもらうこと」という部分が情緒的サポートである．次に「こうしたらいいわよーってアドバイスしてもらうこと」が情報的サポートである．また「お世話を全部代わってもらうこと」が道具的サポートである．さらに「ユウコ，大変だけどがんばってるねって言ってもらう」が評価的サポートである．最後に「母親教室の友達ママとメールしたりおしゃべりしたりする」のがコンパニオンシップである．ではユウコさんはどのようなサポートを必要としていたのだろうか．ユウコさんは「本当はお姉さんに期待していたのは，私がノゾミを世話するそばで，育児って大変だよねーって話を聴いてもらうこととか，こうしたらいいわよーってアドバイスしてもらうことで，全部お世話を代わってもらうことじゃないです．私がお世話してるの見て，ユウコ，大変だけどがんばってるねって言ってもらいたかったのに」と述べている．ユウコさんが求めていたのは，情緒的サポート，情報的サポート，評価的サポートであって，道具的サポートで

はない．つまりここではサポートのニーズと提供されたサポートが一致していないのである．その結果，サポートはストレスを軽減する効果を失っている．その後は「誰も私の本当の気持ちなんて考えてないんだって思って，自分一人取り残されたような気がしました．それからは『何かあったらいつでも相談にのるから連絡して』って言ってもらってたのもすっかり思い出せなくなってたし，育児のあいまに母親教室の友達ママとメールしたりおしゃべりしたりするのも全然楽しくなくてやめちゃいました」と述べられているように，期待されたサポートもコンパニオンシップも失い，心理的適応状態はさらに悪くなってしまった．どんな種類のサポートがサポートになるかは，そのサポートを与える人物が当事者にとってどのような関係・立場であるかが重要になる．夫が与えればサポートになることを産科医が行ってもサポートにはならない．臨床現場で行う援助は，こうしたサポートの種類・サポートの供給源・サポートのタイミングなどを総合的に判断して決めなければならないのである．

●日本語推薦図書

・浦光博 (1992)．支えあう人と人―ソーシャル・サポートの社会心理学．サイエンス社．
・Cohen, S., Underwood, L. G., & Gottlieb, B. H. (2000). *Social support measurement and intervention: a guide for health and social scientists*. New York: Oxford University Press. 小杉正太郎，島津美由紀，大塚泰正，鈴木綾子訳．(2005)．ソーシャルサポートの測定と介入．川島書店．

●引用文献

Antonucci, T. C., & Israel, B. A. (1986). Veridicality of social support: a comparison of principal and network members' responses. *Journal of Consulting and Clinical Psychology, 54*, 432-437.
Boyce, P., & Hickey, A. (2005). Psychosocial risk factors to major depression after childbirth. *Social Psychiatry and Psychiatric Epidemiology, 40*, 605-612.
Burg, M. M., & Seeman, T. E. (1994). Families and health: the negative side of social ties. *Annals of Behavioral Medicine, 16*, 109-115.
Caplan, G. (1974). *Support system and community mental health*. New York:

Behavioral Publications. 近藤喬一，増野肇，宮田洋三訳．(1979). 地域ぐるみの精神衛生．星和書店．
Cohen, S. (1988). Psychological models of the role of social support in the etiology of physical disease. *Health Psychology, 7*, 269-297.
Cohen, S., & Wills, T. A. (1985). Stress, social support, and buffering hypothesis. *Psychological Bulletin, 98*, 310-357.
Collins, N. L., & Feeney, B. C. (2004). Working models of attachment shape perceptions of social support: evidence from experimental and observational studies. *Journal of Personality and Social Psychology, 87*, 363-383.
Collins, N. L., Dunkel-Schetter, C., Lobel, M., & Scrimshaw, S. C. (1993). Social support in pregnancy: psychosocial correlates of birth outcomes and postpartum depression. *Journal of Personality and Social Psychology, 65*, 1243-1258.
Coyne, J. C., & DeLongis, A. (1986). Going beyond social support: the role of social relationships in adaptation. *Journal of Personality and Social Psychology, 54*, 454-460.
Cozzarelli, C., Sumer, N., & Major, B. (1998). Mental models of attachment and coping with abortion. *Journal of Personality and Social Psychology, 74*, 453-467.
Curtrona, C. E., & Russel, D. W. (1990). Type of social support and specific stress: toward a theory of optimal matching. In B. R. Sarason, I. G. Sarason, & G. R. Pierce (Eds.), *Social support: an interactional view* (pp.319-366). New York: John Wiley & Sons.
Curtrona, C. E., & Troutman, B. R. (1986). Social support, infant temperament, and parenting self-efficacy: a mediational model of postpartum depression. *Child Development, 57*, 1507-1518.
Dunkel-Schetter, C., & Bonnet, T. L. (1990). Differentiating the cognitive and behavioral aspects of social support. In B. R. Sarason, I. G. Sarason, & G. R. Pierce (Eds.), *Social support: an interactional view* (pp.267-296). New York: John Wiley & Sons.
Dykes, F., Moran, V. H., Burt, S., & Edwards, J. (2003). Adolescent mothers and breastfeeding: experiences and support needs--an exploratory study. *Journal of human lactation, 19*, 391-401.
Edhborg, M., Friberg, M., Lundh, W., & Widstrom, A. M. (2005). "Struggling with life": narratives from women with signs of postpartum depression. *Scandinavian Journal of Public Health, 33*, 261-267.
Glazier, R. H., Elgar, F. J., Goel, V., & Holzapfer, S. (2004). Stress, social support, and emotional distress in a community sample of pregnant women.

Journal of Psychosomatic Obstetrics and Gynaecology, 25, 247-255.
Hirsh, B. G., Engel-Levy, A., Du Bois, D. L., & Hardesty, P. H. (1990). The role of social environments in social support. In B. R. Sarason, I. G. Sarason, & G. R. Pierce (Eds.), *Social support: an interactional view* (pp.367-393). New York: John Wiley & Sons.
Hobfoll, S. E., Nadler, A., & Leiberman, J. (1986). Satisfaction with social support during crisis: intimacy and self-esteem as critical determinants. *Journal of Personality and Social Psychology, 51*, 296-304.
Isabella, P. H., & Isabella, R. A. (1994). Correlates of successful breastfeeding: a study of social and personal factors. *Journal of human lactation, 10*, 257-264.
Kendler, K. S. (1997). Social support: a genetic-epidemiologic analysis. *American Journal of Psychiatry, 154*, 1398-1404.
Kessler, R., & McLeod, J. (1985). Social support and mental health in community samples. In S. Cohen & S. Syme (Eds.), *Social support and health* (pp. 219-240). New York: Academic Press.
Kitamura, T., Kijima, N., Watanabe, K., Takezaki, Y., & Tanaka, E. (1999). Precedents of perceived social support: personality and early life experiences. *Psychiatry and Clinical Neurosciences, 53*, 649-654.
Kitamura, T., Toda, M. A., Shima, S., Sugawara, K., & Sugawara, M. (1998). Social support and pregnancy: I. Factorial structure and psychosocial correlates of perceived social support. *Psychiatry and Clinical Neurosciences, 52*, 29-36.
Lakey, B., Tardiff, T. A., & Drew, J. B. (1994). Negative social interactions: assessment and relations to social support, cognition, and psychological distress. *Journal of Social and Clinical Psychology, 13*, 42-62.
Lazarus, R. S., & Folkman, S. (1984). *Stress, appraisal, and coping.* New York: Springer. 本明寛, 春木豊, 織田正美訳. (1991). ストレスの心理学：認知的評価と対処の研究. 実務教育出版.
Lepore, S. J. (1992). Social conflict, social support, and psychological distress: evidence of cross-domain buffering effects. *Journal of Personality and Social Psychology, 63*, 857-867.
Manne, S., & Glassman, M. (2000). Perceived control, coping efficacy, and avoidance coping as mediators between spouses' unsupportive behaviors and cancer patients' psychological distress. *Health Psychology, 19*, 155-164.
Reis, H. T., & Collins, N. L. (2000). Measuring relationship properties and interactions relevant to social support. In S. Cohen, L. G. Underwood, & B. H. Gottlieb (Eds.), *Social support measurement and intervention: a guide for*

health and social scientists (pp.136-194). New York: Oxford University Press. 小杉正太郎，島津美由紀，大塚泰正，鈴木綾子訳. (2005). ソーシャルサポートの測定と介入. 川島書店.

Reis, H. T., & Franks, P. (1994). The role of intimacy and social support in health outcomes: two processes or one? *Personal Relationships, 1*, 185-197.

Riemsma, R., Taal, E., Wiegman, O., Rasker, J. J., Bruyn, G. A. W., & van Paasen, H. C. (2000). Problematic and positive support in relation to depression in people with rheumatoid arthritis. *Journal of Health Psychology, 5*, 221-230.

Rook, K. S. (1984). The negative side of social interaction: impact on psychological well-being. *Journal of Personality and Social Psychology, 46*, 1097-1108.

Salzinger, S. (1990). Social networks in child rearing and child development. *Annals of New York Academy of Sciences, 602*, 171-188.

Salzinger, S., Kaplan, S., & Artemyeff, C. (1983). Mothers' personal social networks and child maltreatment. *Journal of Abnormal Psychology, 92*, 68-76.

Sandler, I. N., & Barrera, M. Jr. (1984). Toward a multimethod approach to assessing the effects of social support. *American Journal Community Psychology, 12*, 37-52.

Sarason, I. B., Levine, H. M., Basham, R. B., & Sarason, B. R. (1983). Assessing social support: the social support questionnaire. *Journal of Personality and Social Psychology, 44*, 127-139.

Schuster, T. L., Kessler, R. C., & Aseltine, R. H. Jr. (1990). Supportive interactions, negative interactions, and depressed mood. *American Journal of Community Psychology, 18*, 423-438.

Shinn, M., Lehmann, S., & Wong, N. W. (1984). Social interaction and social support. *Journal of Social Issues, 40*, 55-76.

Stansfeld, S. A., Fuhrer, R., & Shipley, M. J. (1998). Types of social support as predictors of psychiatric morbidity in a cohort of British civil servants. *Psychological Medicine, 28*, 881-892.

Stollar, E. P. (1985). Exchange patterns in the informal support network of the elderly: the impact of reciprocity on morale. *Journal of Marriage and Family, 47*, 335-342.

Sugawara, M., Kitamura, T., Toda, M. A., & Shima, S. (1999). Longitudinal relationship between maternal depression and infant temperament. *Journal of Clinical Psychology, 55*, 869-880.

Symister, P., & Friend, R. (2003). The influence of social support and problematic support on optimism and depression in chronic illness: a prospective study evaluating self-esteem as a mediator. *Health Psychology, 22*, 123-129.

Terry, D. J., Rawle, R., & Callan, V. J. (1995). The effects of social support on adjustment to stress: the mediating role of coping. *Personal Relationships, 2*, 97-124.

Thoits, P. A. (1982). Conceptual, methodological, and theorical problems in studying social support as a buffer against life stress. *Journal of Health and Socail Behavior, 23*, 145-159.

Thoits, P. A. (1983). Multiple identities and psychological well-being: a reformulation of the social isolation hypothesis. *American Sociological Review, 48*, 174-187.

Tosdolf, C. C. (1976). Social networks, support, and coping: an exploratory study. *Family Process, 15*, 407-417.

Vinokur, A. D., & Van Ryn, M. (1993). Social support and undermining in close relationships: their independent effects on the mental health of unemployed persons. *Journal of Personality and Social Psychology, 65*, 350-359.

Wills, T. A., & Shinar, O. (2000). Measuring perceived and received social support. In S. Cohen, L. G. Underwood, & B. H. Gottlieb (Eds.), *Social support measurement and intervention: a guide for health and social scientists* (pp.86-135). New York: Oxford University Press. 小杉正太郎，島津美由紀，大塚泰正，鈴木綾子訳．(2005)．ソーシャルサポートの測定と介入．川島書店．

Zelkowitz, P., Schinazi, J., Katofsky, L., Saucier, J. F., Valenzuela, M., Westreich, R., et al. (2004). Factors associated with depression in pregnancy immigrant women. *Transcultural Psychiatry, 41*, 445-464.

第5章
コーピング

鹿井　典子

■ 理論の紹介

　女性のライフ・サイクルの中でもとくに，妊娠・出産・育児と続く周産期は，生理的・心理的・社会的に非常に大きな変化を経験する時期である．その変化に伴うさまざまなライフイベンツがストレッサーとなって，ときにストレスを引き起こすことがある．ストレスフルな状況は快適とは相反するものであるために，人はその状況を変えるまたは調節をするために何かしらの対処や処理の努力をしようとする．人間はストレッサーに遭遇した際に，何もせず時間の経過を待つことはしない．何かの対策をとるものである．このときのストレス状況に対処するという個人の心理的・行動的な過程をコーピング coping と呼ぶ．ストレス状況の調整や改善に影響を与えるとされるコーピングが適応的に働くか不適応的であるかは，周産期のメンタルヘルスの良し悪しを左右することになる．ストレスに上手に対処できず適応に失敗するとストレス反応としての抑うつ・不安というような情動の変化が起こり，持続・長期化すると産後うつ病を発症することになるのである．この章ではコーピングとは何かを，コーピングの概念，分類と尺度，コーピングと抑うつに関する先行研究，事例を通してのコーピングの考え方という順序で見ていこう．

1. コーピングの概念

　コーピングとはストレスを処理・対処するために行う個人の心理的・行動的な努力のプロセスである．Lazarus and Folkman(1984, p.141)はコーピングを「個人の資源に負担をかけたり，個人の資源を超えると評価された外的内的要請処理するために行う認知的行動的努力であり，その努力は常に変化するものである．個人がストレスフルであると評価する，人間―環境の関係から起こっている要求と，そこから生じる感情とを，個人が処理していく過程のことである」と定義している．ここには，3つの特徴が含まれている．1つはコーピングが絶えず変化しているプロセスであるということ．2つ目はコーピングは状況に適応するために行われるということ．3つ目がコーピングが意識的，主観的な努力であるということである．

　人はストレスフルな状況を認識すると，居心地の悪さや，不快感，落ち着きのなさ，苦痛などを経験する．そうなるとストレスの状況に対応・対処をして，ストレスの軽減を図ったり調整をすることによって，以前の平穏な気分の状態に戻そうとしたりストレスを引き起こした問題を解決しようとすることで，そのストレス状況を適応できるように変えようとする．心身の平衡を取り戻そうと努力するものである．ストレス状況を切り抜けるために人はいろいろなやり方で対処しようとする．人に相談する人，一人で知恵を絞る人，問題から逃げ出す人とさまざまである．ストレス状況へのコーピングは人により異なり，それぞれ特有の傾向があるのである．

　例えば次のような場面を想像してみよう．通勤時に信号で急停車した前の車に，自分の車が追突したようだ．衝撃は感じなかったし，相手の車には古い傷はあるがどこにも追突のあとはない．1時間後には，職場での会議が控えている．しかし相手は「追突したどうしてくれる」といきまいている．このような状況ではだれもがしまったと思うであろうし，だれにとってもいやなやっかいな場面である．また，自身の気分も左右されることになる．しかしこの状況はなんとかしなければならない．このようなとき，具体的な事故処理と同時に，このことから生じた自分自身の内面的な感情の変化にも対処が必要となる．例えば次にあげることはそのうちのいくつ

かの例である．
1) 傷がついているいないでカーッとなって相手と口論になる
2) 相手に不利な点がないか探す
3) なんとか起こったことを変更できないかと考える
4) イライラして同乗者とけんかをする
5) 運転していた自分が悪かった，車間距離をしっかりとつておけばよかったのにと後悔する
6) 1日中不快な気分でいる
7) いやな気分を忘れるためにお酒やタバコで紛らわす
8) いやな気分を家人や友人にぐちる
9) 起こったことはしょうがない，これでもっと悪いことが起こるのを防げたのかもしれないと考えなおしをする
10) 家族や友人に連絡をしてこの場面の処理の応援を頼む
11) 今すべきことは何か，優先順位を考える
12) まず警察に連絡，次に保険店に連絡，会社に念のため時間に遅れるとの連絡と具体的な行動を取る
13) この相手には冷静に対応するしかないと状況判断をした上で，具体的で現実的な処理をする
14) 一瞬の失敗を明日からの教訓にしようと考える
15) 短時間で上手く事故処理できたという自分自身の危機管理能力の評価に目を向ける

事例からわかるように，追突という事実から引き起こされた状況に遭遇したとき，その人自身が認知するストレス状況は常に変化しているのであり，その状況に対して，人はコーピングを場面場面に応じてさまざまに使い分けているものである．そして同じような状況でもコーピングの仕方は人により違うという点で個人差がある．ストレッサーがストレスを引き起こし，ストレスに曝された状況を調整，改善しようとしてコーピングが行われる，つまり，コーピングはストレスフルな状況とストレス反応とを媒介する要因として働く．

このコーピングのプロセスが適切で効果的に働けば，短期的なストレス反応は軽減されたり緩和されて，長期的な心理的・身体的・行動的な健康の問題は起こらないか，起きたとしても程度が低くてすむと考えられている．ストレスに遭遇したときに，コーピングが有効に働いて，ストレスフルな状況をコントロールしたり，乗り越えたりできれば，その経験は自信や自尊心，自己効力感というような自分自身に対する自己評価を高めることにつながり，より良い自己実現を可能にすることになる．しかし，コーピングに失敗すると，精神的・生理的・身体的・行動的ストレス反応を経験することになり，その状態が長期化・持続化するとさまざまな身体的・精神的疾患の発症につながることとなる．

一方で，コーピングの特徴を考えると，①コーピングはその人自身が意識化することができること，②コーピングはその人自身の努力はもちろんのこと，その人自身がもち合わせている要素(例えば，ソーシャル・スキル，気晴らしや気分転換の方法等々)や環境的な要素(例えば，家族・友人・職場・地域・公共機関等々のソーシャル・サポートなど)を利用することで変えることができること，③現在の具体的なコーピングに焦点をあてて，修正したり，変容したりができること(例えば，パーソナリティの問題，児童期の被養育環境，過去に経験した出来事の影響というようなところまで直接に扱う必要がない)という利点がある．そのようなことから，ストレスのコントロール，介入，治療，予防の視点からもコーピングは有用な要因であると考えられている．

ストレス状況で人が取る認知・感情・行動が無意識のうちに規定されていることも多い．個人のこうした対応は，異なる状況に遭遇した場合も類似のパターンをとる(Shikai, Shono, Nagata, & Kitamura, 2007a)．こうした無意識の対応を力動精神医学では「防衛機制 defense mechanism」と呼んでいる(Hentschel, Smith, Ehlers, & Draguns, 1993; Vaillant, 1986)．対処行動も防衛機制も人のとるストレス対応である点では同じで，一方が意識に上るものであり，他方が意識下で行われるものであるといえる．対処行動が主として社会心理学分野で，防衛機制が主として臨床心理分野で

扱われた理由がそこにある.

2. コーピングの分類と尺度

　コーピングは実はかなり複雑な概念である．その分類も研究者によって微妙にあるいは大きく異なる．例えば，Lazarus and Folkman(1984)はコーピングを問題焦点的コーピング problem focused coping と情動焦点的コーピング emotional focused coping という2つに分類している．Endler and Parker(1990b)は，情動的なコーピングの中から回避的なコーピング方法を分けることで，課題優先のコーピング task-oriented coping, 情動優先コーピング emotion-oriented coping, 回避優先コーピング avoidance-oriented coping の3因子モデルを提唱し，Coping Inventory for Stressful Situations(CISS: Endler & parker, 1990a)というコーピング測定尺度の開発を行った(日本語版 CISS は Furukawa, Suzuki, Saito, & Hamanaka, 1993)．Kendler, Kessler, Heath, Neale, & Eaves(1991)は，CISS の因子分析から3つの因子を抽出し，それぞれ他者への援助希求 turning to others, 問題解決努力 problem solving, 否認 denial と命名している．これらは分類の違いにもかかわらず，共通の基準となる特徴を共有している．それは，一般的に2つの主たるコーピング戦略，つまり問題的，情動的に特有な行動を含んでいることである．ここでは，Lazarus and Folkman(1984)の問題焦点的コーピング problem focused coping と情動焦点的コーピング emotional focused coping に基づいて，それぞれの特徴を説明する．

(1) 問題焦点的コーピング

　ストレスそのものを変化させたり統制しようとして行われるコーピングである．問題解決のための情報を収集する，優先順位を考え実行計画を立てる，具体的に行動を実行するなどのように，ストレスフルな状況そのものを解決しようとする具体的な努力を意味している．このコーピングは個人と環境との相互の関係を変化させることを目的としており，自分以外の外部の環境に向けられるものと自分自身の内面に向けられるものの両方が

表8. コーピングの種類と内容

情動焦点的コーピング	問題焦点的コーピング
・何をしようか心配する．	・問題に焦点を当てて，解決策を考える．
・ぐずぐずしている自分を非難する．	・解決のために情報の収集をする．
・緊張する，混乱して何をすべきかわからない．	・問題解決のための，優先順位をはっきりさせる．
・人に腹がたったり，八つ当たりしたりする．	・上手に時間の予定を立てていく．
・友人や尊敬できる人頼りになる人に電話をしたり，ともに時間を過ごしたりする．	・問題解決へ向けて具体的な行動をする．
・散歩をする．テレビを観る．気晴らしに買い物をしたり，リラクセーション，運動等をする．	・過去の成功経験に照らし合わせて解決法を考える．
・休養をとる．睡眠をとる．	

あり，相互に影響を与えていると考えられる．〔前記の例では，10)〜15)〕．

(2) 情動焦点的コーピング

その人自身の感情を調整するためになされるものである．したがって問題や環境を変えるのではないために，環境を変えることができないと捉えられたときに行われやすい．このコーピングにはからだを動かしたり，運動をしたりするとか，問題の状況を回避したり，たいしたことではないと

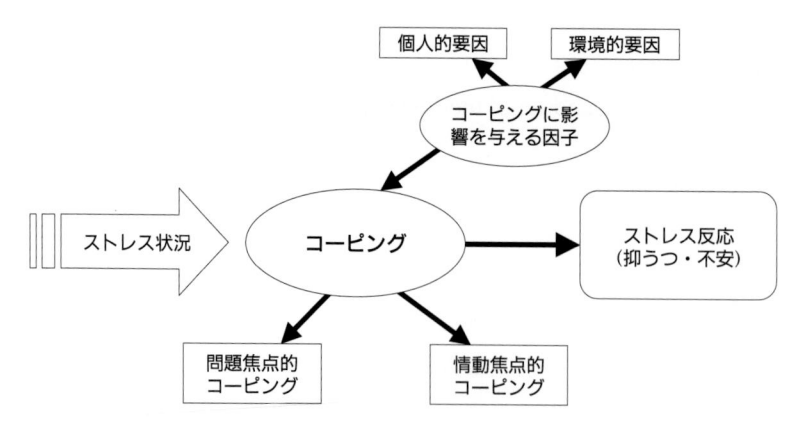

図14. コーピングのプロセス

最小化して考えたり，問題となっている状況から遠ざかってみたり，注意をそらしてみる，肯定的に捉えなおしをしてみる，積極的な価値を見出すなどというような方法が含まれている．つまり，問題によって起こってきた感情，情動を調整することを目的としており，直面している問題の解決法を考えるとか，問題の意味を考えなおすなどのような現実に直面する問題の直接的な解決ではないのである．〔前記の例では1)～9)〕．

具体的にはどのようなコーピングが想定されるかを，表8に示した．

ところで，この2種類のコーピングは相互に独立して行われるものではない．人はストレス状況になければ何もせず，ストレス状況に至ればさまざまな対応を試みるものである．したがって，ストレス状況では，さまざまなコーピングが現れる．本章の最初にあげた自動車の追突を再度思い起こそう．15ほどあげた対処メニューの少なくともいくつかの選択肢を人は取るであろう．問題焦点的コーピングと情動焦点的コーピングとは互いに促進したり，抑制したりの関係にあり，人は両方をさまざまに使い分けていると考えられている．

さらにコーピングには有効に働いたり，妨害をしたりしてコーピング効果に影響を与える要因があって，これらの要因はコーピングと相互に影響しあうと考えられている(図14)．

3. コーピングに影響を与える要因

コーピングのプロセスには効果に影響を与える2つの要因がある．個人的内的なもの(その人自身に属するもの)と環境的外的なもの(外部に属するもの)であり，コーピングの有効性や有用性に関連している．これらの要因はコーピングに対して，それぞれ有効な資源として働くこともあれば，妨害因子として働くこともあり相互に影響を及ぼしている．したがって，影響因子の理解はコーピングを知る上で重要である．

個人的要因には，心身の健康状態の良し悪し，エネルギーがあるか否か，問題解決能力が高いか低いか，自己効力感や自尊心が高いか低いか，ソーシャル・スキルに恵まれているか否か，職業，年齢，性別，さまざまな能

力の如何，パーソナリィティ，過去のストレス体験へどのように対処したかの経験，職場での地位・社会的立場・価値観などその人自身にまつわるさまざまな量的・質的要因が含まれる．

適応的コーピングを取るには，それができるという"自信"が存在しなければならない．個人に属する要因の中で自己効力感(Bandura, 1977)は臨床的にも実践的にも重要な概念である．われわれは普段，「自分は社交性がない」「自分は人間関係が苦手だ」「自分は運動神経に恵まれている」「私は個性的だ」等々と自分自身の性格，能力，行動などを他人の評価ではなく，自分自身で評価している．このように自分で自分を評価し，自己のさまざまな側面に関する自己評価の結果，自分自身に関する知識やイメージである，自己概念をもっている．この自己概念の中の1つ，自己効力感とは「思いがけなく突然に起こった問題でもうまく処理できると思う」「会いたい人を見かけたら自分からその人のところへ行く」「自分が立てた計画はうまくできる自信がある」というような自分自身に対する認識を指す．自己効力感の低い人は，自分がそのようであるとは思わないし，「人生で起きる問題の多くは処理できるとは思わない」「人の集まりでは，自分はうまく振る舞えない，友達になりたい人でも友達になるのが大変ならすぐに諦めてしまう」というように自分自身を認識している．このように自己効力感とはある状況において必要な行動を自分自身が効果的に遂行できるという信念のことである．

これには2つのレベル，特定の場面や課題で行動に影響を及ぼす自己効力感と，具体的な個々の課題や状況には依存しないより長期的により一般化した日常の場面における行動に影響を与える一般的な自己効力感があるとされている(Bandura, 1977)．後者の特性的な自己効力感を測定するために，Sherer, Maddux, Mercandante, Prentice-Dunn, Jacobs, & Rogers (1982)が作成した自己効力感尺度があり，成田ら(1995)によって日本語版特性的自己効力感尺度が作成されている．そこでShikai, Uji, et al.(2007)は，コーピングが上手く働くか否かに影響を与える重要な因子としての特性的自己効力感がコーピングとどのように関連し，結果としての抑うつ不

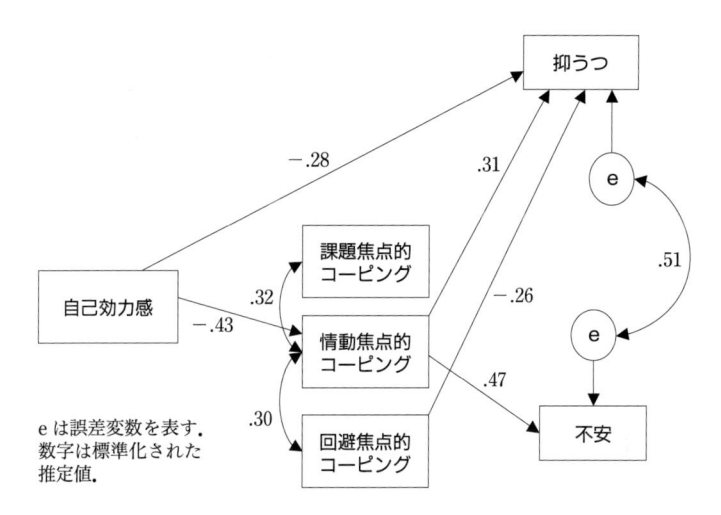

[図15 の内容]

抑うつ ← −.28 ← 自己効力感
抑うつ ← .31 ← 情動焦点的コーピング
自己効力感 → .32 → 課題焦点的コーピング
自己効力感 → −.43 → 情動焦点的コーピング
情動焦点的コーピング → −.26 → （抑うつ方向）
情動焦点的コーピング → .47 → 不安
情動焦点的コーピング ↔ .30 ↔ 回避焦点的コーピング
e ↔ .51 ↔ e

e は誤差変数を表す．
数字は標準化された推定値．

Shikai, N., Uji, M., Chen, Z., Hiramura, H., Tanaka, N., Shono, M., et al. (2007). The role of coping styles and self-efficacy in the development of dysphoric mood among nursing students. *Jounel of Psychopathology and Behavioral Assessment,* (in press).

図15．コーピングスタイル，抑うつ・不安，自己効力感

安をどのように説明しているのかを調べるために看護学生146名を対象として自己記入式の質問紙による調査を行った．
　この研究でコーピングをCISS尺度（情動優先的，課題優先的，回避優先的コーピング3尺度）で，特性的自己効力感をSherer et al.(1982)の尺度で，抑うつと不安については，Hospital Anxiety and Depression (HAD) Scale(Zigmond & Snaith, 1983)の日本語版を用いて評価した．それぞれの要因がどのように影響しあっているかを確認するために共分散構造分析を行い，その結果を示したのが図15である．図の中で，パス係数の数字が大きくなるほど影響が強く，小さくなるほど影響は小さいことを表している．解析の結果から，自己効力感が低い人は，情動優先的なコーピングを多く使いやすい，情動優先コーピングを多く使いやすい人は，不安や抑うつ気分を呈しやすいことが明らかになった．加えて，自己効力感が低いとそのことが直接に（コーピングを経由せず）抑うつ気分を起こしやすくして

いた．さらに，回避優先的なコーピングを上手く使えないと抑うつになりやすい．つまり，自己効力感が高い人は抑うつや不安を起こしにくい，情動優先的なコーピングは従来指摘されてきたように，不安や抑うつという感情的な問題を起こしやすい．回避的なコーピングは気晴らしや気分転換というような方法を含むことから，抑うつに対しては防御効果があるかも知れないということがこの研究から示唆された．自己効力感を高めることや，情動優先的なコーピングの傾向に気づきコーピングの変容を実行すれば，抑うつや不安の軽減に寄与できるということであろう．

　コーピングスタイルの成立にパーソナリティが関与するのであれば，パーソナリティ同様，コーピングスタイルにも遺伝性がありえる．Kendler, Kessler, Heath, Neale, & Eaves(1991)は双生児研究から遺伝の寄与する程度を，他者への援助希求で30％，問題解決努力で31％，否認で19％であると推定している．

　環境的な要因にはソーシャル・サポート，家族の支援に恵まれているか否か，家族構成とその力関係の状態，社会的・文化的な背景，人間関係の影響，社会的経済的状態，などがあげられる．これらもまたコーピングの過程で相互にダイナミックに影響を与えあう要因となる．例えばTerry, Mayocchi, & Hynes(1996), Terry, Rawle, & Callan(1995)はソーシャル・サポートが良好なほど問題焦点的コーピングが増し，情動焦点的コーピングが低下することを報告している(第4章参照)．Shikai, Shono, Nagata, & Kitamura(2007b)は，大学生を対象にした研究において，児童期にネグレクトを受けた経験があるほど，情動優先的なコーピングを取りやすいということを報告している．

4. コーピングと抑うつに関する先行研究

　Endler and Parker(1990b)は328名の若者を対象にした研究で，課題優先的なコーピングを多くとる人ほど抑うつが低く，情動優先的なコーピングを多く使う人ほど抑うつが高いと報告している．さらに彼らはいくつかの他の研究の中でも課題優先的なコーピングをより多く使う人ほど抑うつ

はより低く，情動優先コーピングをより多く使う人ほど抑うつが高いという結果を報告している(Endler & Parker, 1990a, 1990b; Endler, Parker, & Butcher, 1993)．Billing and Moos(1984)も，問題焦点的コーピング problem-focuses coping を多く使う人ほど抑うつの程度が高いと報告している．Rohde, Lewinsohn, Tilson, & Seely(1990)は，742名の高齢者を対象とした2年間にわたる，縦断研究を行った．その結果，現実逃避型のコーピングはその後の抑うつを予測していたとしている．

　Nolen-Hoeksema(2000)，Nolen-Hoeksema, Morrow, & Fredrickson (1993)，Nolen-Hoeksema, Parker, & Larson(1994)は，情動焦点的コーピングの中でも，繰り返し，消極的に不調な気分や身体的な症状にばかり焦点をあてるような部分を反芻的コーピング ruminative coping/rumination と定義して，いくつかの研究で，抑うつとの関連を報告している．Morrison and Connor(2004)は，大学生を対象に2時点での縦断的な研究で，ストレスと反芻的コーピングの相互作用が抑うつを予測するとしている．幼い子を亡くした親の体験する悲哀反応には，精神疾患が合併していることが多い．106名のそうした親を対象にした研究で，Ito, et al.(2003)は反芻的コーピングが関連しているのはうつ病のみであり，パニック障害，社会恐怖，全般性不安障害にはそうした関連を見出さないと報告している．したがってこうしたコーピングスタイルはうつ病の特徴的なものなのであろう．

　さらに，すでにうつ病になって治療が開始された患者において，反芻的コーピングを妨害するような他に注意を向けるような行動を取ったほうが，回復が早いことも報告されている(Yamada, Nagayama, Tsutiyama, Kitamura, & Furukawa, 2003)．

　抑うつとコーピングそしてコーピングに影響を与える要因との関連を調べた研究がある．McWilliams, Cox, & Enns(2003)は，大うつ病性障害の外来患者298名を対象に，CISSを使って，パーソナリティ傾向，コーピングと抑うつの関連を調べた．情動優先的コーピングと神経症的なパーソナリティ傾向と関連があり，さらにそうしたコーピングは抑うつと関連

し，その反対に外向性のパーソナリティ傾向が強い者ほど抑うつ傾向が少ないと報告している．Nezu, Nezu, & Perri(1989)は，うつ病の発症を，生活上の否定的な出来事，日常的な諸問題，問題解決によるコーピングの低さの相互作用の結果生じるものだと述べている．そして，問題解決によるコーピング法の結果が否定的(問題解決の失敗)であれば抑うつになりやすく，一方問題解決によって効果的な解決策が生まれるときには，否定的な感情状態が長期的に持続する可能性を低く見積もることができるとしている．

5. 周産期の抑うつとコーピングに関する先行研究

　Honey, Bennett, & Morgan(2003)は，認知的評価，コーピング，子育てストレスの頻度とうつ病(EPDS 13点以上の得点をうつ病と定義)の関連を，妊産婦306名を対象に縦断的な研究(妊娠後期，出産後6週目)を行った．産後うつ状態の群はそうでない群に比較して，より多くの回避的なコーピングを使っていたと報告している．

　Costa, Larouche, Dritsa, & Brender(2000)は，妊娠中と産後の抑うつ気分と，母親のストレス，ソーシャル・サポート，コーピングスタイルとの関連を検討した研究で，妊娠中のみ抑うつ気分があった女性，産後に抑うつ気分があった女性，妊娠中も産後も抑うつ気分があった女性の3群は，妊娠中産後とも抑うつ気分がなかった群に比べて，妊娠中により多くの情動焦点的コーピングと高い不安傾向・不安状態を報告したとしている．

　妊娠後期と産後4週目，産後5か月の3時点でのうつ症状とストレス，コーピング資源，コーピング方法，コーピング効果との関連について，産後うつ病のストレスモデルを検証したTerry, Mayocchi, & Hynes(1996)の研究では，産後4週，5か月のうつ症状を予測したのは情動焦点的コーピングの中のwishful thinkingつまり願わくばこのようにあって欲しいと現実を回避するコーピングであった．またコーピングに影響を与えていたのは，自己評価が低いことと，ファミリーサポートが少ないことであり，これらは5か月時のうつ症状を予測した．つまり，情動焦点的コーピングが

産後うつ病の引き金になっているが，そうしたコーピングスタイルを生起させているのは家族のサポートの希薄さなのである．このように，産後うつ病に限らずうつ病全般について，単独の危険因子が発症に関与するというより，多くの危険要因が相互に影響しあいながらうつ病の発症に至るというモデルのほうが現実に合致しているのであろう．また，産後の現実的な課題は長期に持続するために，回避的なコーピングは有効でないのかもしれない．

事例の中でのコーピング

　ユウコさんの事例はストレス・コーピングの理論ではどのように説明できるであろうか．それぞれの要因をあげてみよう．まず，ユウコさんは情動優先的コーピングを多く用いている．母親失格だ，どうして生んだのかわからない，ダメな母親，キチンと育てられない気がすると自分自身を責めたり，生まなければよかった，友達ママより上手にできたらとか事実の変更ができればと望んだりして現実を回避している．ミルクを自分の代わりに実母に時間どおりやってよ，自分の大変さをわかってくれない実母なんてどうでもよいと実母に腹をたてたり，育児が上手なお姉さんを妬ましく思ったり，お姉さんに機嫌よくしている赤ん坊を憎たらしいと思ったり，イライラ，八つ当たりをしている．これらはすべて情動優先的コーピングであり，心理的不適応を起こしやすいことが指摘されている．一方，課題優先的コーピングをほとんど取っていないのもユウコさんの特徴である．赤ちゃんの夜泣き，哺育，睡眠不足，家事の不全という現実的な問題を解決するための，情報収集や解決策，優先順位などが検討されていないし，実行されていない．

　こうした不適応なコーピングスタイルを形成しているのは何であろうか．個人的な要因としては，ユウコさん自身のパーソナリティ，完璧主義，読書家，努力家，過去の被養育経験，初めての育児，未婚，パートナーとの離別など，考慮すべき点は多い．またコーピングに影響を与える環境

的要因としては，実母のパーソナリィティ，実母のサポートのありかた，お姉さんのサポートのありかたなどもクローズアップされるべきであろう．

　コーピングは，同じようなストレッサーにさらされてもうつ病を発症する人としない人があるのはなぜかというメカニズムを説明する要因の1つである．コーピングの特徴やコーピングに影響を与えている要因を知ることや，効果的にコーピングがはたらいているモデル，コーピングに失敗しているモデルを検証することで，コーピングの理解がひろがるかもしれない．コーピング技能の学習が出産後の抑うつを軽減するという人間関係療法にもとづく研究がある(Zlotnick, 2001)．コーピングは周産期の精神病理を考える点においても，また，充実した周産期のメンタルヘルスを考える健康行動の視点からも興味深い切り口であるといえよう．

●推薦図書

- スーザン R. グレッグソン，上田セイ勢子訳(2004)．ストレスのコントロール．大月書店
- 竹尾恵子監訳(2002)．理論にもとづく看護実践－心理学・社会学の理論の応用．医学書院
- 中野敬子(2005)．ストレス・マネジメント入門．金剛出版
- 日本人のストレス実態調査委員会編著(2003)．現代日本人のストレス．NHK出版
- 林峻一郎編訳(1999)．ストレスとコーピング－ラザルス理論への招待．星和書店
- 本明寛・春木豊・織田正美訳(1991)．ストレスの心裡学．実務教育出版

●参考文献

Bandura, A. (1977). Self-efficacy: toward a unifying theory of behavioral change. *Psychological Review, 84*, 191-215.

Billings, A. G., & Moos, R. H. (1984). Coping, stress and social resources among adults with unipolar depression. *Journal of Personality and Social Psychology, 46*, 877-891.

Costa, D. D., Larouche, J., Dritsa, M., & Brender, W. (2000). Psychosocial correlates of prepartum and postpartum depressed mood. *Journal of Affective Disorders, 59*, 31-40.

Endler, N. S., & Parker, J. D. A. (1990a). *Coping Inventory for Stressful Situations (CISS): Manual.* Toronto: Multi-Health Systems, Ins.

Endler, N. S., & Parker, J. D. A. (1990b). Multidimensional assessment of coping: a critical evaluation. *Journal of Personality and Social Psychology 58*, 844-854.

Endler, N. S., Parker, J. D. A., & Butcher, J. N. (1993). A factor analytic study of coping styles and the MMPI-2 Content Scales. *Journal of Clinical Psychology, 49*, 523-527.

古川壽亮，鈴木ありさ，斉藤由美，濱中淑彦（1993）．CISS（Coping Inventory for Stressful Situations）日本語版の信頼性と妥当性：対処行動の比較文化的研究への一寄与．精神神経学雑誌，95．602-621．

Hentschel, U., Smith, G. J. W., Ehlers, W., & Draguns, J. G. (eds.) (1993). *The concept of defense mechanisms in contemporary psychology: theoretical, research, and clinical perspectives.* New York: Springer.

Honey, K. L., Bennett, P., & Morgan, M. (2003). Predicting postnatal depression. *Journal of Affective Disorders, 76*, 201-210.

Ito, T., Tomita, T., Hasui, C., Otsuka, A., Katayama, Y., Kawamura, Y., et al. (2003). The link between response styles and major depression and anxiety disorders after child-loss. *Comprehensive Psychiatry, 44*, 396-403.

Kendler, K. S., Kessler, R. C., Heath, A. C., Neale, M. C., & Eaves, L. J. (1991). Coping: a genetic epidemiological investigation. *Psychological Medicine, 21*, 337-346.

北村俊則（1993）．Hospital Anxiety and Depression Scale．精神科診断学 4，371-372．

Lazarus, R. S., & Folkman, S. (1984). *Stress, Appraisal and Coping.* New York: Springer.

Morrison, R., & Connor, R. C. (2004). Predicting psychological distress in college students: the role of rumination and stress, *Journal of Clinical Psychology, 61*, 447-460.

成田健一，下仲順子，中里克治，河合千恵子，佐藤真一，長田由紀子（1995）特性的自己効力感尺度の検討―生涯発達的利用の可能性を探る　教育心理学研究，43，306-314．

McWilliams, L. A., Cox, B. J., & Enns, M. W. (2003). Use of the coping inventory for stressful situations in a clinically depressed sample: factor structure, personality correlates, and prediction of distress. *Journal of Clinical Psychology, 59*, 423-437.

Nezu, A. M., Nezu, C. M., & Perri, M. G. (1989). *Problem-solving therapy for depression*. New York: John Wiley & Sons, Inc.

Nolen-Hoeksema, S. (2000). The role of rumination in depressive disorders and mixed anxiety/depressive symptoms. *Journal of Abnormal Psychology*, 109, 504-511.

Nolen-Hoeksema, S., Morrow, J., & Fredrickson, B. L. (1993). Response styles and the duration of episodes of depressed mood. *Journal of Abnormal Psychology, 102*, 20-28.

Nolen-Hoeksema, S, Parker, L. E., & Larson, J. (1994). Ruminative coping with depressed mood following loss. *Journal of Personality and Social Psychology, l 67*, 92-104.

Rohde, P., Lewinsohn, P. M., Tilson, M., & Seely, J. R. (1990). Dimensionality of coping and its relation to depression. *Journal of Personality and Social Psychology, 58*, 499-511.

Sherer, M., Maddux, J. E., Mercandante, B., Prentice-Dunn, S., Jacobs, B., & Rogers, R. W. (1982). The self-efficacy scale: construction and validation. *Psychological Reports, 51*, 663-671

Shikai, N., Uji, M., Chen, Z., Hiramura, H., Tanaka, N., Shono, M., et al. (2007). The Role of coping styles and self-efficacy in the development of dysphoric mood among nursing students. *Psychopathology and Behavioral Assessment*. (in press).

Shikai, N., Shono, M., Nagata, T., & Kitamura, T. (2007a). Do people cope with situations as they Say? Relationship between perception of coping styles and actual coping behaviors. (submitted)

Shikai, N., Shono, M., Nagata, T., & Kitamura, T. (2007b). Early life correlates of perception of coping styles: child abuse and perceived rearing. (submitted)

Terry, D. J., Mayocchi, L., & Hynes, G. J. (1996). Depressive symptomatology in new mother: a stress and coping perspective. *Journal of Abnormal Psychology, 105*, 220-231.

Terry, D. J., Rawle, R., & Callan, V. J. (1995). The effects of social support on adjustment to stress: the mediating role of coping. *Personal Relationships, 2*, 97-124.

Vaillant, G. E. (ed.) (1986). *Empirical studies of ego mechanisms of defense*. Washington D. C.: American Psychiatric Press.

Yamada, K., Nagayama, H., Tsutiyama, K., Kitamura T., & Furukawa, T. (2003). Coping behavior in depressed patients: a longitudinal study. *Psychiatry Research, 121*, 169-177.

Zlotnick, C., Johnson, S. L., Miller, I. W., Pealstein, T., & Howard, M. (2001). Postpartum depression in women receiving public assistance pilot study of an interpersonal-therapy-oriented group intervention. *American Journal of Psychiatry, 158*, 638-640.

第6章 認知パターン

田中　奈緒

■ 理論の紹介

1. うつ病と認知

　うつ病と考えられるようなさまざまな症状(抑うつ症状)が，どのようなメカニズムで引き起こされているのかについては，これまでさまざまな立場の人々が独自の視点で研究を行ってきた．その中で，うつ病になっている各個人の認知パターンが抑うつ症状に影響を及ぼす(抑うつ症状を引き起こすもととなる)のではないかと考え，「認知」と「抑うつ症状」との関連を明らかにしようとした研究者達がいる(Overmier & Seligman, 1967; Seligman & Maier, 1967; Abramson, Seligman, & Teasdale, 1978; Alloy & Abramson, 1988; Teasdale, 1983, 1985, 1988; Teasdale & Dent, 1987; Pyszcynski & Greenberg, 1987)．なかでも，これまでの治療経験をもとにして最も早い段階でこの研究に着手したのが Beck(Beck, 1963, 1964, 1967)である．

2. Beck の認知の歪み理論

　何らかの嫌な出来事・ストレスとなるような出来事が起こると，人は場合によって抑うつ状態に陥る．ということは，このような抑うつ症状を直

接引き起こしているのは「急に生じた」「非常に嫌な・辛い出来事」なのだろうか？

「仕事でミスをした」「友人とトラブルになった」からこそ落ち込んだり，何も手につかないような状態に陥ってしまったのであって，そんな出来事さえ起こらなければ抑うつ状態に陥ることもなかったのだ，という考え方は一見スッキリしていてわかりやすい．しかし，ではなぜ似たような出来事を経験しても抑うつ症状を引き起こさない人も存在するのだろうか？

ここで焦点となってくるのが，個人の物事に対する認知スタイル（出来事の捉え方）である．例えば，「仕事でミスをした」という出来事が起こった場合も実にさまざまな捉え方が可能である．「まあいいや」「次，頑張ろう」とあっさり済ませてしまう人もいるかと思えば「もう駄目だ」「自分には能力がない」と落ち込みを深めていく人もいる．

このように，抑うつ症状は嫌な出来事そのものから引き起こされるのではなく，起こった出来事をどのように捉え，解釈するのかという個人の認知の問題から生じているのではないかと考えたのが Beck の「認知の歪み理論」である．Beck はうつ病患者の話を聞く中で，うつ病患者の思考パターンには独特な歪みやズレがあることに気がついた．また，さらに研究を深める中でうつ病者の認知パターンの根底には非常に変化しにくい独特の信念や構造がある（これをスキーマ schema と呼んだ）ことを見出し，うつ病の治療に際しては，このスキーマを変化させることが必要だと考えた．

3. 「認知」から「抑うつ」へ

従来考えられていた抑うつの構造は，何らかの理由（嫌な，辛い出来事等）によってまず感情が障害され，そこから認知や行動が障害されたり，身体的な症状が引き起こされるというものであった（図16）．これに対し，Beck は抑うつの本質は認知の障害であると考え，このような認知の障害が抑うつ感情の障害を生じさせるという従来とは全く逆のメカニズムを主張した（図17）．従来の考え方に従った治療を行うのであれば，治療の主な対象となるのは抑うつ感情そのものである（抑うつ感情がその他の障害を引き起

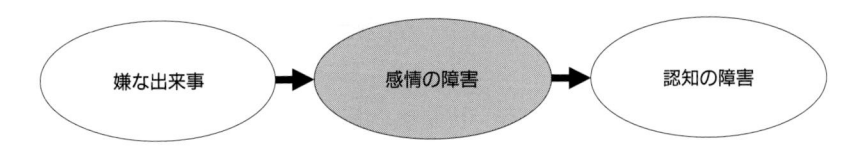

図 16. 従来の抑うつの捉え方

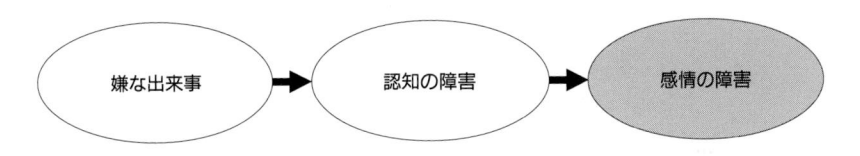

図 17. Beck の抑うつの捉え方

こしていると考えるならば，抑うつ感情を治療することにより，その他の障害も軽減するはずである）．しかし，Beck の理論では，治療の対象となるのは認知の障害であり，認知の障害を変容させることにより抑うつ感情やその他の障害が軽減されると考えられている．

また，前述したように Beck は抑うつに陥りやすい人は，その根底に抑うつに陥りやすい認知構造（抑うつの脆弱性）をもっていて，そのような脆弱性をもつ人が嫌な，辛い出来事を体験することによって独特な思考パターンがスタートすると考えている．Beck は，この理論をふまえた理論モデルを作成し，認知構造を大まかに 3 つのレベル（自動思考・推論の誤り・抑うつスキーマ）に分けて説明している．

(1) 自動思考

自動思考 automatic thought とは自分の意志とは関係なく，ぱっと意識上にのぼってくる考えのことで，気持ちが動揺したり，何かに反応して強い感情が湧き起こったりしたときに同時に頭の中に浮かんでいる考えのことである．例えば，引っ越し後，近所の人や，子どもの保育園のお母さんたちとなかなか馴染めず不安や焦りを感じていたとすると，その感情が生じる際には「どうして私ってこんなに引っ込み思案なんだろう」「他の人はできてることなのに，情けない」等の自動思考が働いていると推測できる．

Beckの理論では，このようなネガティブな自動思考が抑うつを引き起こすと考えられている．

つまり，何らかの嫌な・辛い出来事を経験し抑うつスキーマが活性化すると，歪んだ推論が次々と働き，抑うつ的な自動思考が生成されるのである．また，この自動思考はとくに「自分」・「世界(自分の周囲・環境)」・「将来」に対して働きやすいと考えられている．つまり，自分自身を否定するような考え方(「誰でもできるようなことなのに，私にはできない．自分はどうしようもない人間だ」)，自分の周囲で起きることに対しての悲観的な受け止め方(「誰も私を気にかけてくれない」「足手まといと思われている」)，さらに将来に対して希望を失い，悲観的に捉えてしまう(「今の辛さはこれから先もずっと変わらない」「迷惑ばかりかけ続けてしまう」)ような考え方をするようになる．

(2) 推論の誤り

Beckは，抑うつ的な人の推論は非常に独特であり，いくつかの特徴があることを示している(表9)．体系的推論の誤り systematic logical thinking error がうつ病発生に特徴的であると Beck は考えた．この推論形式は，嫌な出来事によって活性化した抑うつスキーマから影響を受け働き始める．

表9. 代表的な推論の誤り(丹野，2001 より抜粋)

推論の誤り	内容
恣意的推論	証拠もないのに negative な結論を引き出すこと
選択的注目	最も明らかなものには目もくれず，些細なネガティブなことだけを重視すること
過度の一般化	わずかな経験からすべてが同じような結果になるだろうと結論してしまう誤り
拡大解釈と過小評価	自分の欠点は拡大解釈し，自分の長所は過小評価してしまうようなこと
個人化	自分に関係のない出来事を自分に関係づけて考えること
完全主義的・二分法的思考	ものごとの白黒をつけないと気がすまないこと

(3) 抑うつスキーマ

　抑うつスキーマ depressogenic schema とは，より深層にある認知構造や信念体系のこと(坂本，1997)であり，いわばその個人に特徴的な考え方の癖のことである．抑うつ的な人のスキーマは独特のネガティブさがあり，このスキーマをもっている人は，例えば「少しでも失敗すれば完全に失敗したのと同じことだ」「すべての人にいつも受け入れてもらわなければ，幸せにはなれない」といった極端な考え方をしがちであるといわれている．

　抑うつスキーマをもっていてもとくにストレスとなるような出来事が起こらなければ，普段は普通に生活することができるが，何かしらストレスとなるような出来事があると，それに刺激を受けて抑うつスキーマが活性化すると言われている．例えば，「少しでも失敗すれば完全に失敗したのと同じことだ」というスキーマをもっている場合，細心の注意を払って仕事や課題をこなすことで成果も上がり適応的な生活が送れるが，ミスなどの嫌な，辛い出来事がいったん起きるとスキーマが活性化され，「やっぱり自分は駄目だ」「どうして人と同じようにできないのか」などといった自動思考が働き，抑うつ症状を引き起こすことになる．

　このように Beck の理論に立つと，うつ病に至る経路は「抑うつスキーマ

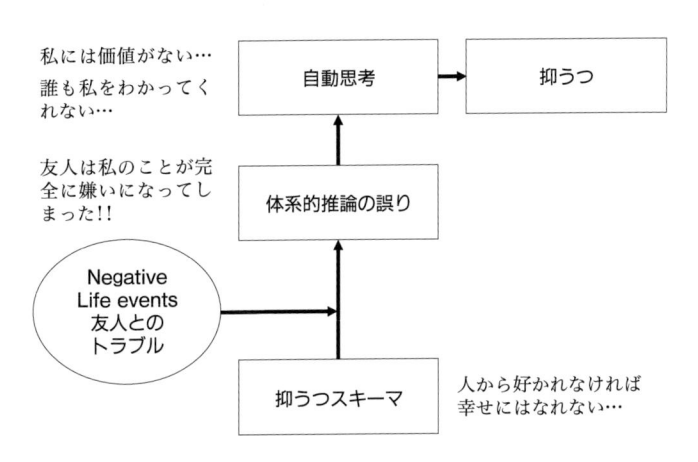

図 18．うつ病の認知理論

→推論の誤り→自動思考→抑うつ感情」となるのである(図18)．

4. 認知パターンについての研究

　Beckの仮説に従うならば，抑うつは認知パターンと密接に関係していると考えられることから，それを調べるためにさまざまな質問紙が開発され研究が行われた．自動思考を測定する尺度としては，Crandell Cognitions Inventory(CCI; Crandell & Chambless, 1986)やAutomatic Thoughts Questionnaire(ATQ; Hollon & Kendall, 1980; Kendall, Howard, & Hay, 1989)が開発され，さまざまな被験者を対象として研究が行われた．うつ病者と非うつ病者(Blackburn, Jones, & Lewin, 1986; Crandell & Chambless, 1986; Dobson & Shaw, 1986; Dohr, Rush, & Bernstein, 1989; Eaves & Rush, 1984; Hollon, Kendall, & Lumry, 1986; Lam, Brewin, Woods, & Bebbington, 1987)，うつ病者と精神疾患を伴っていない患者(Harrell & Ryon, 1983; Hollon, Kendall, & Lumry, 1986)，うつ病者とうつ病から回復した患者(Blackburn, Jones, & Lewin, 1986; Dohr, Rush, & Bernstein, 1989; Hollon, Kendall, & Lumry, 1986)，あるいはうつ病者のうつ病の時期とその回復後(Dobson & Shaw, 1986; Dohr, Rush, & Bernstein, 1989; Eaves & Rush, 1984)を比較し，いずれの研究においても，うつ病者(あるいはうつ病を煩っている期間)のほうがATQにおいて有意に高い値を示すことが明らかとなった．

　また，自動思考より，さらに深層にある抑うつスキーマを測定する尺度としては，Dysfunctional Attitude Scale(DAS; Weissman, 1979)が開発され，いくつかの研究においては，DASにおいて高い得点を示す者が，より抑うつを呈しやすいことが明らかになっている(Chioqueta & Stiles, 2004; Dobson & Shaw, 1986; Joiner, Metalsky, Lew, & Klocek, 1999; Kauth, & Zettle, 1990; Kwon & Oei, 1992; Olinger, Kuiper, & Shaw, 1987; Robins & Block, 1989; Wierzbicki & Rexford, 1989; Wise & Barnes, 1986). また，Weich, Churchill, & Lewin(2003)は，縦断研究(同じ対象を何年もかけて調査することにより，継続的な変化を調査してい研究方法)の

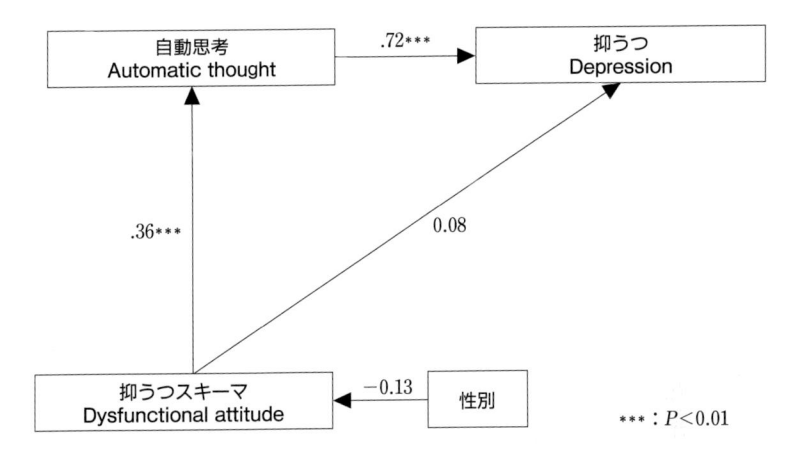

図19. うつ病の認知仮説の実証研究

中でより高い DAS 得点が，後のうつ病の発症を予測できることを示している．

上述した各研究は，Beck の理論に従い各認知レベルを個別に研究したものである．それぞれの認知レベルは，単独で抑うつを生じさせるのではなく連続性があると考えられる．そのため，相互の認知パターンの関連を調べるために，DAS と ATQ をともに用いた研究としては，これまで主に相関研究が行われており，2 つの尺度間に高い相関が見出されている (Chioqueta & Stiles, 2004; Dobson & Shaw, 1986; Sahin & Sahin, 1992)．加えて，Tanaka, Uji, Hiramura, Chen, Shikai, & Kitamura (2006) は，この 2 つの認知レベルが抑うつにどのように影響しているのか，あるいは一方がもう一方にどのように影響しているかについて共分散構造分析を用いて検討し，抑うつスキーマから自動思考へ影響を及ぼす認知パターンの流れと，この流れが抑うつ症状へ影響を与えることを確認している(図19)．抑うつスキーマが抑うつ感情に直接影響することは非常に少ないことが明らかとなった．

5. 認知パターンを形成するもの

　ではなぜ一部の人々にこうした認知のゆがみが生じるのであろうか．これについて Beck(1976)は「うつ病にかかりやすい人は発達の過程で親を失ったり，仲間から拒絶され続けたりするなど，ある種の好ましくない生活状況のために敏感になっていることがある．はっきりとは顕在化していない，他の好ましくない状況が同じようにうつ病に対する脆弱性を作り出していることもある」と述べており，その後の人生で直面するさまざまな出来事の捉え方，認知の仕方に幼少時の体験が影響を及ぼす可能性を示唆している．これに関連した実証研究も行われている(Hankin, 2005; Sheffield, Waller, Emanuelli, Murray, & Meyer, 2005; Whisman & Kwon, 1992)．

　幼少時の体験といってもさまざまなものがあるが，その中の1つである親の養育態度が子どもの心理的発達や，成人後の精神疾患の発症に関連していることについては，以前からよく知られており(例：Parker, 1983)，これまでにも Parker, Tupling, & Brown(1979)が15歳までの親の養育態度の影響を測定することを目的として開発した Parental Bonding Instrument(PBI)等を用いた研究が行われてきた．うつ病の発症と両親の養育態度との関連についても多くの研究者が幼少時の不十分な養育が成人期のうつ病発症の危険性と深く関係していることを明らかにしている(Burbach, 1989; Kerver, van Son, & deGroot, 1992; Parker, 1993; Martin, 1994; Parker, Hadzi-Pavlovic, Greenwald, & Weissman, 1995; Sato, Sakado, et al., 1997; Sato, Uehara, et al. 1997; Sato, et al., 1998)．また，両親の養育態度の傾向として低いケアと強い過干渉が，後のうつ病発症に影響することも明らかにされている(Kerver, van Son, & deGroot, 1992; Mackinnon, Henderson, & Andrews, 1993; Mackinnon, Henderson, Scott, & Duncan-Jones, 1989; Oakley-Browne, Joyce, Wells, Bushnell, & Hornblow, 1995; Parker, 1979; Parker, 1983; Parker, Parker & Hadzi-Paylovic, 1992; Hadzi-Pavlovic, Greenwald, & Weissman, 1995; Plantes, Prousoff, Brennan, & Parker, 1988; Rey, 1995; Rodgers, 1996a, 1996b)．

ただし，うつ病は 10 代前半での発症は極めて少なく 20 歳代から 40 歳代にかけての発症が圧倒的に多いことが明らかとなっており（藤原，1995；Kessler, et al., 2003），養育を受けた 15 歳までの期間とうつ病発症までの時期の間には 5 年から 10 年以上の隔たりがある．そのため，低いケアと過干渉という親の養育態度が，直接にうつ病を引き起こすとは考えにくく，両者をつなぐ要因があると考えられる．このような視点から Parker (1993) は，Beck (1976) のうつ病の認知理論や Blatt and Hamann (1992) らの研究をもとに，幼児期に不適切な養育行動に暴露された人は，うつ病に親和性のある脆弱な人格や認知スタイルを発展させ，そのような人格的基盤の上にストレス要因が加わるとうつ病に至るという仮説を立て，PBI と DAS (Weissman, 1979)，Eysenck Personality Inventory (Eysenk and Eysenck, 1964)，Self-esteem Scale (Rosenberg, 1965) との関連を検討している．また，Whisman and Kwon (1992) は，幼児期の両親の低いケアとその後のうつ状態が関連しており，それは抑うつの脆弱性によって影響されていること，また両親の強い過干渉とその後のうつ状態が関連していることを明らかにしている．

　Tanaka, Uji, Hiramura, Chen, Shikai, & Kitamura (2007) は，前述の抑うつスキーマ，自動思考，抑うつ感情の流れに，PBI で評価した子どもの頃の被養育体験を重ね検討した（図 20）．父の低いケアと母の低いケアと強い過干渉は，抑うつ感情に直接影響するのではなく，抑うつスキーマと自動思考に影響を与えていることが認められた．児童期に与えられたケアの低さと過干渉が成人なってからのうつ病発症と明らかな関連を有しているのは，おそらく見かけ上のものであり，被養育体験が認知パターンを決定し，抑うつを引き起こしやすい認知パターンを有する人がストレスフルな状況に遭遇したときにうつ病を呈するのであろう．

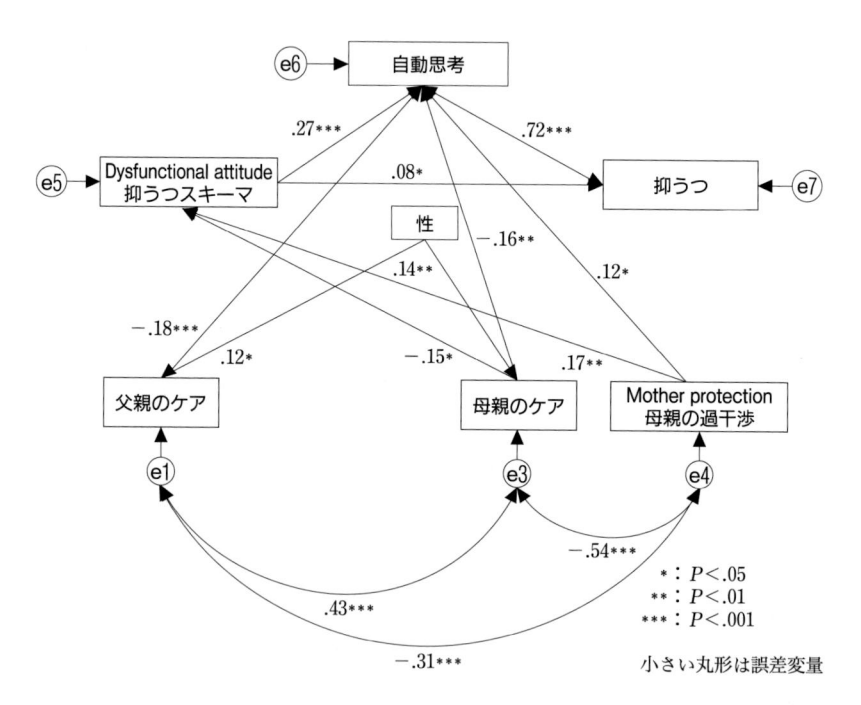

図 20. 抑うつの認知理論と被養育体験

*：$P<.05$
**：$P<.01$
***：$P<.001$

小さい丸形は誤差変量

事例に戻って

　ではここから，これまで出てきた認知パターンが今回のユウコさんの場合，一体どのように働いているのかについて検討してみることにしよう．

　あなたが「一体どうしたんですか？」と受容的にたずねることにより，ユウコさんは堰(せき)を切ったように今の想いを語り始め，子育ての方法がわからない，全くできないと訴えている．実際のところ子育てが全くうまくいっていないわけでもないであろうし，完全に何ひとつできない状態でもないと思われるが，現在のユウコさんはこのような歪んだ認知に支配されており，その結果抑うつ症状を強めていると考えられる．このように抑うつ症状を直接引き起こしている独特な認知の歪みが「自動思考」である．ここ

で仮に「そんなことないわよ，大丈夫」「十分やれてるわよ」と励まそうとしたり，「できている部分」に目を向けさせようといくら頑張っても，ユウコさんの状態は簡単には変わらないであろうし，むしろ「この人もやっぱりわかってくれない（話を聞いてくれない）」という想いを強めてしまうことになりかねない．そこで，あなたは（できてることもあると思うんだけどな，と仮に思ったとしても）どうしてこんな風に（こんな考えに）なってしまっているのかについて，もう少し詳しくたずねてみる必要があるだろう．

> 「病院を退院してすぐに実家にもどりました．最初のうちは良かったのです．1か月健診の直後に，夜，赤ちゃんの泣き声で目を覚ましたのですが，ぐったりと疲れていて，すぐに起きることができずミルクをあげるのが遅くなってしまったことがありました．それがあってからのような気がします…」

この言葉から，ユウコさんの場合はこの出来事が引き金となって抑うつ的な認知パターンが働き始めたのではないかと予測することができる．つまりこの出来事が前述した「嫌な・辛い出来事の発生」である．この出来事をユウコさんがどのように受け止めた（認知した）のかについて，次の会話から明らかとなってくる．

> 「家事も育児も，完璧にしないといけないってわかってるけど…でも思うようにできなかったので，母親として失格だ，とか，生まなければ良かったとか…ノゾミが泣いていたのに起きられないなんて，駄目な母親ですよね」

> 「自分で思い描いていたようにうまくできない自分を『この件だけじゃなく，他の面でも子どもをきちんと育てられていない気がして…』と，責めているようで…」

起きられなかったという出来事については人によってさまざまな捉え方（認知）をすることができる．「疲れてたし，ま，仕方ないか」「次からは起

きるよう気をつけなくちゃ」と考えることもできるだろうし、なかには「よくあること」と、この出来事についてとくに何も考えない場合もあるかもしれない。ところがユウコさんの場合は「家事も育児も完璧にしないといけない…」という「完全主義的・二分法的思考」をしていたり、1回起きられなかった経験のみで「駄目な母親」と決めつけてしまうなど、歪んだ「推論の誤り」が活発に働いていることがわかる。このような「推論の誤り」が繰り返されることによって「全然子育てがうまくいかなかったのです。どう育てたらいいのかもわからなかったし…他のことも何ひとつできない状態になってしまって…」という「自動思考」へと繋がっていったことがわかる。

　このように、同じような嫌な・辛い出来事が起こった場合であっても人によって浮かんでくる考えは異なるのだが、この歪んだ認知パターンへと思考を方向付けるのが独自の「抑うつスキーマ」である。では、はたしてユウコさんはどのような抑うつスキーマをもっているのであろうか？　これについては、ユウコさんの生活史を聞いていく中で次第に明らかになっている。

> 「仕事をするときも最善の努力をするようにしてました。仕事だけではありません。友人関係でもいつもがんばっていました。少しでも失敗したら、私にとっては全然駄目なのと一緒だから…」

> 「私と同じぐらいの年齢の同僚は定時に退社していましたが、仕事が片付かないときは残業もしました。仕事は完璧にこなしていたと思います。そうでなければ周囲から認めてもらえないでしょ…」

> 「そうです、自分の母親とは違う、本当に自分の子にとって世界一の母親になりたいと思って…育児書もいっぱい読みました。ぎりぎりまで働いて…」

　ユウコさんの話から、彼女はとても「頑張り屋」であることがうかがわ

れる．「何をするにしても，最善の努力をするようにしている」「少しでも失敗したら，私にとっては全然駄目なのと一緒」「頑張らなければ周囲から認められない」という考え（信念）のもと，何でも一生懸命に取り組む様子が語られている．普段，嫌な・辛い出来事が発生していない場合は，このような信念（スキーマ）を持ちながら一生懸命に努力し，自分なりに満足できる結果を生み出すことができ，適応的で落ち着いた生活ができると考えられる．しかし，一旦嫌な出来事が発生すると，このようなスキーマが「私は駄目だ」「きちんとできていない」「認めてもらえない」といった歪んだ認知パターンを生み出してしまうきっかけとなるのである．

　このような認知パターンはどのようにして形成されたのであろうか．第3回目のセッションで出てきたユウコさんの母親の養育態度は，ケアが低く，その一方で過干渉であることが明らかになっている．おそらくこうした生育環境もまた，後年のユウコさんの認知スタイルを形成する一因となり，出産と子育ての困難に遭遇したときに自動思考を生み，最終的に産後うつ病を惹起したと想像できる．

●日本語推薦図書

- こころが晴れるノート　うつと不安の認知療法自習帳（2003），大野裕，創元社
- 自分のこころからよむ臨床心理学入門，（2001）丹野義彦・坂本真士，東京大学出版会

●引用文献

Abramson, L. Y., Seligman, M. E. P., & Teasdale, D. (1978). Leaned helplessness in humans: critique and reformulation. *Journal of Abnormal Psychology, 87*, 49-74.

Alloy, L. B., & Abramson, L. Y. (1988). Depressive realism: four theoretical perspectives. In L. B. Alloy (Ed.), *Cognitive Processes in Depression*. New York: Guilford Press. pp.223-265.

Beck, A. T. (1963). Thinking and depression 1: idiosyncratic content and cognitive distortions. *Archives of General Psychiatry, 9*, 324-333.

Beck, A. T. (1964). Thinking and depression 2: theory and therapy. *Archives of General Psychiatry, 10*, 56-71.

Beck, A. T. (1967). *Depression: Clinical, experimental, and theoretical aspects*. Philadelphia: University of Pennsylvania Press.

Beck, A. T. (1976). *Cognitive Therapy and Emotional Disorders*. New York: International University Press.(大野裕(訳)1990『認知療法―精神療法の新しい発展』岩崎学術出版社)

Blackburn, I. M., Jones, S., & Lewin, R. J. P. (1986). Cognitive style in depression. *British Journal of Clinical Psychology, 25*, 241-251.

Blatt, S. J., & Hamann, E. (1992). Parent-child interaction in the etiology of dependent and self-critical depression. *Clinical Psychological Review, 12*, 47-91.

Burbach, D. J., Kashani, J. H., & Rosenberg, T. K. (1989). Parental bonding and depressive disorders in adolescents. *Journal of Child Psychology and Psychiatry, 30*, 417-429.

Chioqueta, A. P., & Stiles, T. C. (2004). Psychometric properties of the Norwegian version of the Dysfunctional Attitude Scale (Form A). *Cognitive Behavior Therapy, 33*, 83-86.

Crandell, C. L., & Chambless, D. L. (1986). The validation of an inventory for measuring depressive thoughts: the Crandell Cognitions Inventory. *Behavior Research and Therapy, 24*, 403-411.

Dobson, K. S., & Shaw, B. F. (1986). Cognitive assessment with major depressive disorders. *Cognitive Therapy and Research, 10*, 13-29.

Dohr, K. B., Rush, A. J., & Bernstein, I. H. (1989). Cognitive biases and depression. *Journal of Abnormal Psychology, 98*, 263-267.

Eaves, G., & Rush, A. J. (1984). Cognitive patterns in symptomatic and remitted unipolar major depression. *Journal of Abnormal Psychology; 93*, 31-40.

Eysenck, H. J., & Eysenck, S. B. G. (1964). *Manual of the Eysenck Personality Inventory*. London: University of London Press.

藤原茂樹(1995)一般人口におけるうつ病の頻度および発症要因に関する疫学的研究,慶応医学, 72, 511-528.

Hankin, B, L. (2005). Childhood maltreatment and psychopathology: prospective tests of attachment, cognitive vulnerability, and stress as mediating processes. *Cognitive Therapy and Research, 29*, 645-671.

Harrell, T. H., & Ryon, N. B. (1983). Cognitive-behavioral assessment of depression: clinical validation of the Automatic Thoughts Questionnaire. *Journal of Consulting and Clinical Psychology, 51*, 721-725.

Hollon, S. D., & Kendall, P. C. (1980). Cognitive self-statements in depression:

development of an Automatic Thoughts Questionnaire. *Cognitive Therapy and Research, 4*, 383-395.

Hollon, S. D., Kendall, P. C., & Lumry, A. (1986). Specificity of depressotypic cognitions in clinical depression. *Journal of Abnormal Psychology, 95*, 52-59.

Joiner, T. E. Jr., Metalsky, G. I., Lew, A., & Klocek, J. (1999). Testing the causal mediation component of Beck's theory of depression: evidence for specific mediation. *Cognitive Therapy and Research, 23*, 401-412.

Kauth, M. R., & Zettle, R. D. (1990). Validation of depression measures in adolescent populations. *Journal of Clinical Psychology, 46*, 291-295.

Kendall, P. C., Howard, B. L., & Hays, R. C. (1989). Self-referent speech and psychopathology: the balance of positive and negative thinking. *Cognitive Therapy and Research, 13*, 583-598.

Kerver, M. J., van Son, M. J. & deGroot, P. A. (1992). Predicting symptoms of depression from reports of early parenting: a one-year prospective study in a community sample. *Acta Psychiatrica Scandinavica, 86*, 267-272.

Kessler, R. C., Berglund, P., Demler, O., Jin, R., Koretz, D., Merikangas, K. R., et al. (2003). The epidemiology of major depressive disorder; results from the National Comorbidity Survey Replication (NCS-R). *Journal of American Medical Association, 289*, 3095-3105.

Kwon, S., & Oei, T. P. S. (1992). Differential causal roles of dysfunctional attitudes and automatic thoughts in depression. *Cognitive Therapy and Research, 16*, 309-328.

Lam, D. H., Brewin, C. R., Woods, R. T., & Bebbington, P. E. (1987). Cognition and social adversity in the depressed elderly. *Journal of Abnormal Psychology, 96*, 23-26.

Mackinnon, A. J., Henderson, A. S., & Andrews, G. (1993). Parental 'affectionless control' as an antecedent to adult depression: a risk factor refined. *Psychological Medicine, 23*, 135-141.

Mackinnon, A. J., Henderson, A. S., Scott, R., & Duncan-Jones, P. (1989). The Parental Bonding Instrument (PBI): and epidemiological study in a general population sample. *Psychological Medicine, 19*, 1023-1034.

Martin, G. & Waite, S. (1994). Parental bonding and vulnerability to adolescent sucide. *Acta Psychiatrica Scandinavica, 89*, 246-254.

Oakley-Browne, M. A., Joyce, P. R., Wells, J. E., Bushnell, J. A., & Hornblow, A. R. (1995). Adverse parenting and other childhood experiences as risk factors for depression in women aged 18-44 years. *Journal of Affective Disorders, 34*, 13-23.

Olinger, L. J., Kuiper, N. A., & Shaw, B. F. (1987). Dysfunctional attitudes and stressful life events: an interactive model of depression. *Cognitive Therapy and Research, 11*, 25-40.

Overmier, J. B., & Seligman, M. E. P. (1967). Effects of inescapable shock upon subsequent escape and avoidance learning. *Journal of Comparative and Physiological Psychology, 63*, 23-33.

Parker, G. (1979). Parental characteristics in relation to depressive disorders. *British Journal of Psychiatry, 134*, 138-147.

Parker, G. (1983). Parental 'Affectionless Control' as an antecedent to adult depression. A risk factor delineated. *Archives General Psychiatry, 40*, 956-960.

Parker, G. (1993). Parental rearing style: examining for links with personality vulnerability factors for depression. *Social Psychiatry and Psychiatric Epidemiology, 28*, 97-100.

Parker, G., & Hadzi-Paylovic, D. (1992). Parental representations of melancholic and non-melancholic depressives: examining for specificity to depressive type and for evidence of additive effects. *Psychological Medicine, 22*, 657-665.

Parker, G., Hadzi-Pavlovic, D., Greenwald, S., & Weissman, M. (1995). Low parental care as a risk factor to lifetime depression in a community sample. *Journal of Affective Disorders, 33*, 173-180.

Parker, G., Tupling, H., & Brown, L. B. (1979). A parental bonding instrument. *British Journal of Medical Psychology, 52*, 1-10.

Plantes, M. M., Prousoff, B. A., Brennan, J., & Parker, G. (1988). Parental representations of depressed outpatients from a USA sample. *Journal of Affective Disorders, 15*, 149-155.

Pyszczynski, T., & Greenberg, J. (1987). Self-regulatory perseveration and the depressive self-focusing style: a self-awareness theory of reactive depression. *Psychological Bulletin, 102*, 122-138.

Rey, J. M. (1995). Perceptions of poor maternal care associated with adolescent depression. *Journal of Affective Disorders, 34*, 95-100.

Robins, C. J., & Block, P. (1989). Cognitive theories of depression viewed from a diathesis-stress perspective: evaluations of the models of Beck and of Abramson, Seligman, and Teasdale. *Cognitive Therapy and Research, 13*, 297-313.

Rogers, B. (1996a). Reported parental behaviour and adult affective symptoms, 1. Associations and moderating factors. *Psychological Medicine, 26*, 51-61.

Rogers, B. (1996b). Reported parental behaviour and adult affective symptoms, 2. Mediating factors. *Psychological Medicine, 26*, 63-77.

Rosenberg, M. (1965). *Society and the adolescent self-image*. Princeton, NJ: Princeton University Press.

Sahin, N. H., & Sahin, N. (1992). Reliability and validity of the Turkish version of the Automatic Thoughts Questionnaire. *Journal of Clinical Psychology, 48*, 334-340.

坂本真士. (1997). 自己注目と抑うつの社会心理学. 東京学術出版会

Sato, T., Sakado, K., Uehara, T., Nishioka, K. & Kasahara, Y. (1997a). Perceived parental styles in a Japanese sample of depressive disorders. A replication outside Western culture. *British Journal of Psychiatry, 170*, 173-175.

Sato, T., Sakado, K., Uehara, T., Narita, T., Hirano, S., Nishioka, K., et al. (1998). Dysfunctional parenting as a risk factor to lifetime depression in a sample of employed Japanese adults: evidence for the 'affectionless control' hypothesis. *Psychological Medicine, 28*, 737-742.

Sato, T., Uehara, T., Sakado, K., Nishioka, K. Ozaki, N., Nakamura, M., et al. (1997b). Dysfunctional parenting and a lifetime history of depression in a volunteer sample of Japanese workers. *Acta Psychiatrica Scandinavica, 96*, 306-310.

Seligman, M. P. E., & Maier, S. F. (1967). Failure to escape traumatic shock. *Journal of Experimental Psychology, 74*, 1-9.

Sheffield, A., Waller, G., Emanuelli, F., Murray, J., & Meyer, C. (2005). Links between parenting and core beliefs: preliminary psychometric validation of the young parenting inventory. *Cognitive Therapy and Research, 29*, 787-802.

Tanaka, N., Uji, M., Hiramura, H., Chen, Z., Shikai, N., & Kitamura, T. (2006). Cognitive patterns and depression: study of a Japanese university student population. *Psychiatry and Clinical Neurosciences, 60*, 358-364.

Tanaka, N., Uji, M., Hiramura, H., Chen, Z., Shikai, N., & Kitamura, T. (2007). The contribution of perceived rearing to depression: the role of cognitive patterns as a mediator. (submitted)

丹野義彦. (2001). エビデンス臨床心理学. 日本評論社

Teasdale, J. D. (1983). Negative thinking in depression: Cause, effect or reciprocal relationship? *Advances in Behavior Research and Therapy, 5*, 3-25.

Teasdale, J. D. (1985). Psychological treatments for depression: how do they work? *Behavior Research and Therapy, 23*, 157-165.

Teasdale, J. D. (1988). Cognitive vulnerability to persistent depression. *Cognition and Emotion, 2*, 247-274.

Teasdale, J. D., & Dent, J. (1987). Cognitive vulnerability to depression: an investigation of two hypotheses. *British Journal of Clinical Psychology, 26*, 113-126.

Weich, S., Churchill, R., & Lewis, G. (2003). Dysfunctional attitudes and the common mental disorders in primary care. *Journal of Affective disorders, 75*, 269-278.

Weissman, A. (1979). The Dysfunctional Attitude Scale: a validation study. *Dissertation Abstracts International, 40*, 1389-1390B. (University Microfilm No.79-19, 533)

Whisman, M. A., & Kwon, P. (1992). Parental representations, cognitive distortions, and mild depression. *Cognitive Therapy and Researches, 16*, 557-568.

Wierzbicki, M., & Rexford, L. (1989). Cognitive and behavioral correlates of depression in clinical and non clinical populations. *Journal of Clinical Psychology, 45*, 872-877.

Wise, E. H., & Barnes, D. R. (1986). The relationship among life events, dysfunctional attitudes, and depression. *Cognitive Therapy and Research, 10*, 257-266.

Whisman, M, A., & Kwon, P. (1992). Parental representations, cognitive distortions, and mild depression. *Cognitive Therapy and Research, 16*, 557-568.

第7章
パーソナリティ

松平 友見

理論の紹介

1. パーソナリティの概念

　日常生活である特定の人の行動をよく観察していると，さまざまな状況の違いにもかかわらず，その人に特徴的な行動パターンがあることに気づく場合がある．例えば，「初めて会った人にも積極的に話しかける」「自分の意見を主張するより他人の意見に合わせることが多い」などである．このような「その人らしい」他の人とは違った独自な行動傾向をパーソナリティ personality という．

　パーソナリティがどのようなものであるかについてはいろいろな議論がされてきた．アメリカの心理学者　Allport(1961)は「パーソナリティとは，個人の中にあって，その人の特徴的な行動と考えを決定する心理的身体的システムの力動的な組織である」と包括的に定義した．Cattel(1966)は「パーソナリティとは，個人が一定の場面におかれたとき，その人のとる行動を示すものである」と考えた．また Eysenck(1947)は「パーソナリティは，生体の実際の行動パターンの総計であって，遺伝と環境によって決定される」と考えた．研究者によってパーソナリティの定義は微妙に異なる．しかし，こうした定義に共通しているのは"パーソナリティは，その人の

ものの見方，考え方，感じ方，態度，しぐさなどのあらゆる行動を決定している"ということである．またパーソナリティの構造は単なる構成要素の寄せ集めではなく，一定の秩序にそって階層を形成するものだと仮定している点も共通している．さらに，パーソナリティには一定の持続性・恒常性があるため何かのきっかけで突然大きく変わることはない．しかし，だからといって全く変化しないものではなく，刻々とその人の行動を方向づけ，まとめるように機能しながら行動のエネルギー源になっている．パーソナリティはからだの生理的システムを基盤としている．そこではこころとからだの機能の要素がいくつも絡み合って1つのまとまりを作っている．つまり，パーソナリティは生物的，心理的，社会的な側面がまとまったものだといえるだろう．その中で，とくにあらかじめ遺伝で決まっている部分を「気質 temperament」，後天的な環境の影響で形成される部分を「性格 character」と呼ぶことがある．

　パーソナリティはうつ病のなりやすさと関係が深い．それはパーソナリティがその人のストレスの感じ方やとらえ方，ストレスとのつきあい方を決めているからである．つまり特定のパーソナリティ特性がある人とない人では，同じようなライフイベンツを経験したとしても，そこから受けるストレスの強さやストレスを受けたときにとる行動パターンが違っている．それによってうまく適応できるかできないか，うつ病になるかならないかの違いが生じるのである．したがって，うつ病の人にだけ特徴的にみられるパーソナリティがあらかじめわかっていれば，その予防や早期発見，治療，予後の予測や再発防止に役立つかもしれない．このような観点から，うつ病の人に特徴的なパーソナリティを調べてきたのがうつ病の病前性格 premorbid personality 研究である (Akiskal, Hirschfeld, & Yerevanian, 1983)．

2. パーソナリティの評価

　うつ病の病前性格研究には，類型論的アプローチと特性論的アプローチがある．類型論的アプローチではパーソナリティをいくつかの質的に異な

る典型タイプに分類し，その人のパーソナリティの全体像を総合的に把握しようとする．特性論的アプローチは英米圏で発展してきており，うつ病との関連についての実証研究が多い．人がさまざまな状況の中で一貫して示す行動傾向にはいくつもの種類が考えられているが，特性論ではその1つひとつを特性と呼び，いくつかの特性の組み合わせがその人のパーソナリティを作り上げると考える．そして，すべての人に共通したパーソナリティ特性の量的な違いによってその人を理解しようとする．

　うつ病と関係があると考えられてきた類型論的パーソナリティタイプとして，メランコリー親和型性格，執着気質，循環性格がある．メランコリー親和型性格は「秩序志向性」「几帳面」「他配慮性」を特徴とし，秩序を守り，律儀で生真面目であり，自己要求水準が高く，献身的で，他人との摩擦や衝突を避ける傾向がある(Tellenbach, 1976)．執着性格は「熱中性」「几帳面」が特徴であり，仕事熱心で責任感が強く，正直で，ものごとを徹底して行う傾向がある(下田，1941)．また循環性格は社交的で親切，明朗で温厚，周囲の人に同調する傾向がある(Kretschmer, 1955)．メランコリー親和型性格が単極性うつ病の人に多いのに対し，執着気質は単極性うつ病だけでなく双極性障害の人にもみられ，さらに循環性格は双極性障害の人に多いとされている．このようなパーソナリティタイプは臨床観察をとおして発見されてきた．現在はメランコリー親和型性格を中心に実証研究が行われているが，その結果は研究ごとに違っている．うつ病の人は健康な人よりもメランコリー親和型性格の程度が高いという研究がある(Sato, Sakado, Uehara, & Sato, 1994)．その反対に，うつ病の人は健康な人よりもメランコリー親和型性格の程度が低いという研究もある(Furukawa, Nakanishi, & Hamanaka, 1997)．あるいはメランコリー親和型性格はうつ病と関連がないという研究もある(坂戸＆坂戸，2005)．このような不一致の原因の1つに，メランコリー親和型性格を測定する尺度の問題がある(Kimura, Sato, Takahashi, Narita, Hirano, & Goto, 2000; Kronmüller, et al., 2002; Ueki, Holzapfel, Sakado, Washino, Inoue, & Ogawa, 2004)．メランコリー親和型性格を測るものさしが，何を測っているのか曖昧で，

正確に測れているのかわからないのである．不一致のもう1つの原因として，社会の変化にともなってうつ病の症状の現れ方が変化してきていることが指摘されている．日本での臨床現場では，メランコリー親和型性格を示す典型的な内因性うつ病が減少し，依存性が目立つ未熟なパーソナリティを示す軽症化うつ病が増加している(阿部，2001)．これは価値観が多様化して1つの常識や規範を共有しにくい社会状況では，メランコリー親和型性格よりもむしろその根底にある依存性のほうがはっきり表れるのだろうと考えられている．このように，主にドイツと日本で行われている類型論的アプローチによるうつ病の病前性格についてはまだわかっていないことが多い．今後さらに研究が必要である．

次に，特性論的アプローチをもつパーソナリティ理論の中から(Cattel, 1966; Costa & McCrae, 1992; Eysenck, 1947; Gray, 1982)，Cloninger ら(1993)のパーソナリティ理論を紹介する．それはこの理論がうつ病とパーソナリティの関連を生物的，心理的，社会的側面から多角的に説明できるからだけではなく，うつ病を予防するために何ができるかについての考え方も示せるからである(Svrakic, Przybeck, & Cloninger, 1992; Svrakic, Whitehead, Przybeck, & Cloninger, 1993)．

Cloningerらのパーソナリティ理論によると，パーソナリティは遺伝で決まる割合の多い「気質」と，後天的な環境の影響で形成される割合の多い「性格」から成り立っている(図21)．気質は幼児期にはっきり表れてくるもので，その人の刺激のとらえ方，適応するための学習の仕方，反応の仕方などの傾向を決めている．その人自身は気質が自分の行動を決めていることに気づいていない．例えば乳児にはよく手足を動かす活発な子もいればおとなしい子もいる．これはその子の気質の違いが表れていると考えられるが，その子自身は気質が行動を決めていることを意識してはいない．一方，性格は気質を基礎として成人期に成熟するものである．性格は自分がどのような人間で，社会の中でどのように生きていくかなどその人のアイデンティティの感覚に影響するとされている．では，気質と性格はどのような関係にあるのだろうか．性格が気質を基礎として成熟するというさ

理論の紹介　125

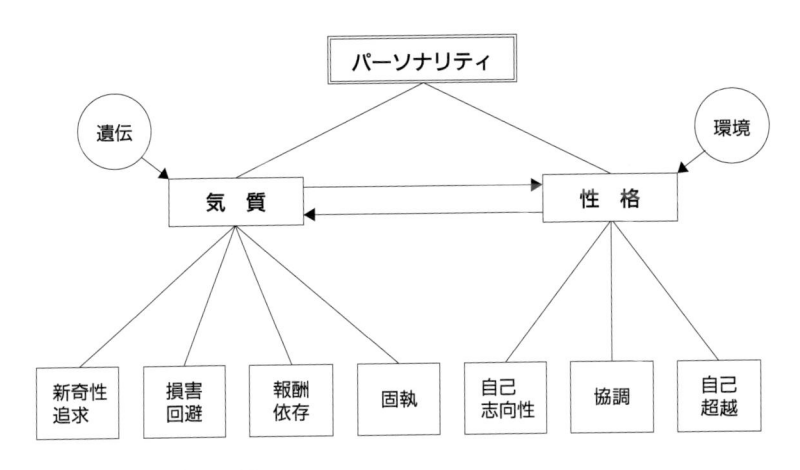

```
                    ┌──────────┐
                    │パーソナリティ│
                    └──────────┘
                       ╱    ╲
    ┌────┐          ╱        ╲          ┌────┐
    │遺伝│        ╱            ╲        │環境│
    └────┘   ┌────┐          ┌────┐   └────┘
             │気 質│ ←──────→ │性 格│
             └────┘          └────┘
```

（図では気質から「新奇性追求」「損害回避」「報酬依存」「固執」、性格から「自己志向性」「協調」「自己超越」が伸びている）

図 21．気質と性格の関係

きの考え方をみると，Cloninger らの理論では気質と性格が相互に影響しあって発達するものだと考えられていることがわかる．つまり，その人の行動傾向は子どものうちは気質によって決まる部分が多いが，思春期・青年期になると気質が自分自身をみつめなおしてアイデンティティの確立をうながすように働いて子どものときの性格を変化させる．そして成人期になると，その変化した性格が気質に影響してその人の行動傾向を大人としてのものに変えるのである．

　気質は 4 つのパーソナリティ特性から成り立っている．それが「新奇性追求 novelty seeking」「損害回避 harm avoidance」「報酬依存 reward dependence」「固執 persistence」である（表 10）．新奇性追求は人に行動を起こさせるように働く特性で，「探究心 vs. 厳格」「衝動 vs. 熟考」「浪費 vs. 倹約」，「無秩序 vs. 組織化」というさらに細かい特性から成り立っている．この中で，例えば「探究心 vs. 厳格」のように対になって示されている傾向は，探究心と厳格が一直線上につながっていることを示している．つまり，探究心が低いということは，新しいものごとに好奇心をもって近づいていく行動をとるよりは，自分が今まで慣れ親しんできたことを厳格に守ろうとする傾向が高いということと同じである．新奇性追求が高い人は，

表10. 気質の下位次元と特徴

次元	代表的項目
新奇性追求	
探求心 vs. 厳格	「新しい方法を探し求めることが好きだ」
衝動 vs. 熟考	「たいていは物事をあまり深く考えず，直感に従う」
浪費 vs. 倹約	「お金は貯めるよりも使うほうが好きだ」
無秩序 vs. 組織化	「規則などないままで物事を進められると良い」
損害回避	
予期懸念・悲観 vs. 無抑制の楽観	「起きるかもしれないトラブルについて他の人よりも心配している」
不確実性に対する恐れ	「慣れない環境では緊張したり心配したりする」
人みしり	「面識のない人と会うときには他の人よりも恥ずかしがり屋であると思う」
易疲労性・無力症	「精力がなく，人よりも早く疲れてしまう」
報酬依存	
感傷	「情に訴えられると弱いほうだ」
愛着	「取り乱しているときは，一人でいるよりも友達がそばにいるほうが良い」
依存	「自分自身を助けられないような人を助けることを賢明だとは思わない」
固執	
固着	「たいていの人よりも努力するほうだ」

好奇心が強く，ものごとを直感で判断し，積極的に規則を破る行動をする傾向がある．次に損害回避は人に行動を抑制させるように働く特性である．損害回避は「予期不安・悲観 vs. 無抑制の楽観」「不確実性に対する恐れ」「人見知り」「易疲労性・無力症」から成立している．損害回避が高い人は，心配性で，悲観的で，人見知り，慣れない状況で緊張して疲れやすい傾向がある．反対に損害回避が低い人は，楽天的で，外向的，危険を恐れない傾向があるといえる．さらに報酬依存は人に行動を続けさせるように働く特性で，「感傷」「愛着」「依存」から成立している．ここで報酬とは金銭的見返りをさすのではなく，対人関係上のそれをさしている．報酬依存が高い人は，情緒豊かで，思いやりがあり，他者の承認を求める傾向がある．最後に，固執は人の行動のこだわりにかかわる特性で，はじめは報酬依存の一部であったものが独立した．固執の高い人は，ものごとに熱心に取り組み，野心的で，完全主義という傾向をもつ．

理論の紹介　127

　人間のパーソナリティは，生まれてから周囲の環境とのやりとりをくり返すうちに，次第に成熟するものである．パーソナリティのうち，環境の影響を受けて成熟する部分を性格という．性格は3つのパーソナリティ特性から成り立っている．それが「自己志向 Self-Directedness」「協調 Cooperàtiveness」「自己超越 Self-Transcendence」である（表11）．自己志向は，一人の自律的な人間として選んだ自分の価値観や目的にそって適切な行動をとり，その結果に対して自分で責任をもとうとする傾向である．自己志向は「自己責任 vs. 他人非難」「目的志向性 vs. 目的志向性の欠如」

表11．性格の下位次元と特徴

次元	代表的項目
自己志向	
自己責任 vs. 他人非難	「まわりの環境のせいで，自分が犠牲になっていると感じることがある」
目的志向性 vs. 目的志向性の欠如	「私は，自分で定めたいくつかの目的にそった行動をしている」
臨機応変	「私は難しい局面を私にとっての挑戦や好機だとみなしている」
自己受容	「他の誰よりも強かったらなあと思うことがある」
啓発された第二の天性	「私の振る舞いは，今では自分の主義と目的にそっていると思う」
協調	
社会的受容性 vs. 社会的不寛容	「他の人の意見をいつも尊重する」
共感 vs. 社会的無関心	「自分のことと同じくらい他の人の気持ちを考える」
協力 vs. 非協力	「皆のためになるような問題の解決策を見つける手助けをすることが好きだ」
同情心 vs. 復讐心	「誰かが苦しんでいるのを見るのは嫌だ」
純粋な良心 vs. 利己主義	「たとえその人がとるにたらないか，悪い人間にみえたとしても，誰もが尊厳や尊敬をもって扱われるべきである」
自己超越	
霊的現象の受容 vs. 合理的物質主義	「私にはこれから何が起ころうとしているのかがわかるときがある」
自己忘却 vs. 自己意識経験	「自分のしていることに夢中になりすぎて，まわりが全く気にならなくなることがある」
超個人的同一化 vs. 自己弁別	「世界をより良くするため，戦争や貧困，不正を防ぐよう努力をしている」

「臨機応変」「自己受容」「啓発された第二の天性」から成り立っている．この中で，例えば「自己責任 vs. 他人非難」のように対になって示されている傾向は，自己責任と他人非難が一直線上につながっていることを示している．つまり，自己責任の傾向が低いことは，自分で自分の行動に責任を取らず他人に責任転嫁して非難する傾向が高いということと同じである．また啓発された第二の天性とは，その人が本来もっている性質を超えて，抑圧された葛藤を感じることなく，自分の目標にそった行動をできることをさす．自己志向が高い人は，自尊感情が高く，責任感があり，自分の目標を追求するために柔軟に行動する能力がある．つぎに協調は，他者を認めたり受容したりする傾向をさし，「社会的受容性 vs. 社会的不寛容」「共感 vs. 社会的無関心」「協力 vs. 非協力」「同情 vs. 復讐心」「純粋な良心 vs. 利己主義」から成り立っている．協調の高い人は，他者に対して寛容で，同情的を示し，協力的な姿勢をもつ．最後に自己超越は今までのパーソナリティ理論では考えられてこなかった特性で，自分の存在を一人の人間としてというよりは，もっと大きな世界や宇宙を構成するものの一部としてとらえる傾向である．自己超越は「霊的現象の受容 vs. 合理的物質主義」「自己忘却 vs. 自己意識経験」「超個人的同一化 vs. 自己弁別」から成り立っている．自己超越の高い人は，自分と世界が1つになったようなスピリチュアルな体験があったり，科学的に説明しにくい第六感を体験したりすることがあり，満たされていて，穏やかで，創造性に富んでいる．こうしてみると，自己志向は1対1の人間関係の中で成熟するパーソナリティ特性であり，協調は有機的人間集団の中で成熟するパーソナリティ特性であり，自己超越は広く世界の中で成熟するパーソナリティ特性であるといえる．

このような気質と性格の7つのパーソナリティ特性のうち，うつ病と関連が深いのはどのパーソナリティ特性なのだろうか．このことを確認するには気質と性格を分けた上でパーソナリティを評価する手法が必要である．そこでCloningerはTemperament and Character Inventory（TCI, Cloninger, Svrakic, & Przybeck, 1993）という自己記入式尺度を開発した．TCIには日本語版（木島ら，2000）があり，その信頼性については検討

がなされている(Kijima, Tanaka, Suzuki, Higuchi, & Kitamura, 2000; Sato, et al., 2001; Tomita, Aoyama, Kitamura, Sekiguchi, Murai, & Matsuda, 2000). TCIを使った研究の多くはうつ病の人は健常者よりも損害回避が高く,自己志向性が低いという結果を示している(例えば Hansenne, Reggers, Pinto, Kjiri, Ajamier, & Ansseau, 1999). それでは,損害回避が高く自己志向が低い人はうつ病になりやすいのだろうか. 単純にそうはいえないのである. このような研究の多くは,うつ病を発症して病院を受診した人を対象にパーソナリティ特性を測っている. 正確にいえば,それは病前のパーソナリティではなく病気経過中のものである. その条件のもとでは,うつ病になったせいで損害回避が高く自己志向が低くなっているだけかもしれない. 例えば,うつ病になったためにゆううつで何をしても楽しくないと感じれば,普段なら気にならないような些細なことで心配になったり悲観的に考えたりすることがあってもおかしくないし,そのような状態で臨機応変に自分の目標を追求するのは無理であろう. 実際,うつ病の治療前後でパーソナリティ特性の変化を比較した研究では,薬物治療によってうつ病の症状が改善されるとともに損害回避が低くなり自己志向と協調が高くなることが報告されている(Hirano, et al., 2002). これでは,損害回避が高く自己志向が低いパーソナリティ特性のためにうつ病になったのか,うつ病のために一時的にそのようなパーソナリティ特性になったのかわからない. それをはっきりさせるためには,うつ病になる前のパーソナリティ特性とうつ病になってからのパーソナリティ特性を2つのタイミングで調べてなくてはならない. Naito, Kijima, and Kitamura (2000)は大学生を対象として抑うつ症状を2回測定した. その結果,1回目に測ったときには,抑うつが高い人ほど,損害回避が高く報酬依存と自己志向が低いということがわかった. しかし2回目に測ったときの抑うつから1回目の抑うつの影響をとり除いてみると,1回目の自己志向が低いと2回目の抑うつが高くなることがわかった. このことをうつ病の人におきかえてみると,1回目の自己志向の低さが病前のパーソナリティ特性,2回目の抑うつがうつ病発症後の症状とみなすことができる. うつ病の罹患率は

評価方法によって異なるが，大学生の20〜50％程度がうつ病であるという調査がある(Tomoda, Mori, Kimura, Takahashi, & Kitamura, 2000)．それに加えて，健康な人の感じる憂うつさとうつ病の人の感じる憂うつさの違いは程度の問題でしかなく，その質的内容は同じだということもわかっている(Judd, et al., 1998)．このような研究結果からわかるのは，もともと自己志向の低い人がうつ病になりやすく，うつ病になるとその症状の影響で損害回避が高くなるということである．いままでの研究はうつ病の原因となるパーソナリティ特性とうつ病の結果として表れるパーソナリティ特性を混同して考えていたのだろう．うつ病のリスクファクターの1つは，損害回避の高さではなく，自己志向の低さなのである(Matsudaira, & Kitamura, 2006; Tanaka, Kijima, & Kitamura, 1997)．

　うつ病のリスクファクターとなるパーソナリティ特性は，性格特性の組み合わせでも考えられている．Cloningerらのパーソナリティ理論では，気質を構成する3つの特性の組み合わせ(新奇性追求，損害回避，報酬依存)，性格を構成する3つの特性の組み合わせ(自己志向，協調，自己超越)で精神障害の表れ方を説明する．その中では，性格の3つの特性がすべて低いパーソナリティをもつ人がメランコリーや意気消沈を示すと考えられている(図22, Cloninger, Bayon, & Svrakic, 1998)．このことを実証した研究からは，自己志向性，協調，自己超越のすべてが低いパーソナリティ特性をもつ人は単極性うつ病に多いことに加え，うつ病を再発しやすいことがわかっている(Cloninger, Bayon, & Svrakic, 1998; Richter, Eisemann, & Richter, 2000)．つまり，うつ病のリスクファクターは，自己志向だけではなく，自己志向をふくむ性格の各特性すべてが低いパーソナリティなのである．性格は気質を基盤として成人期に成熟するものだということを考えると，まだ十分に発達していない未熟な性格がうつ病のリスクファクターであるといえるだろう．逆にいえば，性格が発達して自分自身がどのような人なのか自分でわかってくれば，うつ病にはかかりにくくなるともいえるだろう．

　自己志向，協調，自己超越の低さがうつ病と深いつながりをもっている

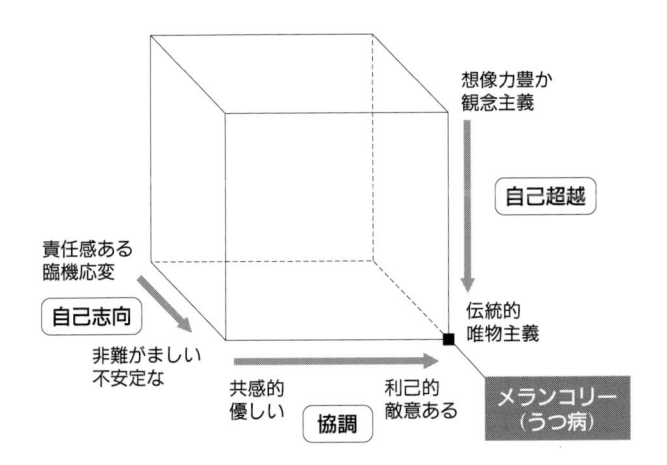

図22. 性格とうつ病の関係

ことは確かだが，このようなパーソナリティ特性はうつ病の人だけに特徴的というわけではない．とりわけ自己志向性と協調の低さは人格障害に共通するパーソナリティ特性であると仮定されており，いろいろな精神疾患と関係があることがわかってきた(Svrakic, Draganic, Hill, Bayon, Przybeck, & Cloninger, 2002)．例えば統合失調型人格障害をもつ人は，自己志向と協調が低く，自己超越が高いという報告がある(Daneluzzo, Stratta, & Rossi, 2005)．また強迫性障害をもつ人は，健康な人とくらべて損害回避が高く，自己志向性と協調が低く，その重症度は自己志向性の低さと関連があったという報告もある(Cruz-Fuentes, Blas, Gonzalez, Camarena, & Nicolini, 2004)．このような研究結果から考えられるのは，性格を構成する特性それぞれの低さは，直接うつ病とだけ関係するのではなく，その人がうつ病とともにもっている人格障害とも関連しているのではないかということである．ある研究では，境界性人格障害をもつ人はうつ病の人と同じように，損害回避が高く，自己志向と協調が低いパーソナリティ特性を示したと報告されている(Joyce et al., 2003)．そして境界性人格障害をもつ人がうつ病を呈する頻度が高いこともよく知られている(Koenigsberg, Anwunah, New, Mitropoulou, Schopick, & Siever,

1999).今後うつ病をもつ人だけに特徴的なパーソナリティについてくわしく調べていくためには,うつ病に関係するパーソナリティ特性を心理的,社会的要因だけではなく,遺伝と環境の交互作用をふくめた生物的要因からも検討することが必要だろう.

3. パーソナリティの成立

　パーソナリティが形作られる過程においてはさまざまな遺伝要因・環境因子が関与することが考えられる(北村,2005).ここに紹介した TCI についても遺伝の関与,環境の関与の程度と内容が研究されている.環境因子については児童期の諸体験(親との離別・死別,被養育スタイル,被虐待体験,いじめを含む家庭外の出来事)との関連について先行研究が多い.子どものころに親と死別したり長期間離れて住んだ経験と TCI の各尺度とは無関係であると報告されている(Kitamura, Tomoda, Kijima, Sakamoto, Tanaka, & Iwata, 2002).一方,児童期に親から受けた養育(第 8 章参照)が高いケアと自律性の尊重で特徴づけられた場合に自己志向性が高いことが明らかになっている(Kitamura, & Kishida, 2005; Kitamura et al., 2002;. Ono, et al., 1999; Reti, et al., 2002; Ruchkin, Eisemann, Hägglöf, & Cloninger, 1998).児童虐待の頻度が高いほど協調が低いという報告もある(Kitamura, et al., 2002).また,学級委員に選ばれる,図画工作などで賞を取るなどの「輝かしい体験」が多いほど,報酬依存,固執,自己超越が高く,損傷回避が低い(Kitamura & Kishida, 2005).いじめられた経験の多さは自己超越と関連していた(Kitamura & Kishida, 2005).臨床に戻れば,パーソナリティの背後にある生活史を注目すべきであろう.

4. 周産期うつ病とパーソナリティ

　これまでに周産期うつ病の人を対象とした研究からわかっているのは,神経症傾向というパーソナリティ特性が周産期うつ病と関連していることである(Beck, 2001).神経症傾向とは,イギリスの心理学者 Eysenck (1947)が指摘したパーソナリティ特性の1つで,人に行動を抑制させるよ

うにはたらくと考えられている．神経症傾向は，情緒がどのくらい不安定か安定しているかを表しており，この特性が高いほど不安感，強迫性，不幸感，自律性の欠如，自尊心の低さ，心気性，罪悪感などが高いという特徴がある．つまり，神経症傾向の高い人は，心配性で，ものごとにとらわれて楽しめず，自己評価が低く，他人に影響されて後悔しやすいということになる．その後，Eysenck の神経症傾向は，ビッグファイブと呼ばれるパーソナリティ理論にも取り入れられた(Costa & McCrae, 1992)．神経症傾向を測定する尺度の中で，Eysenck の作成した尺度(Eysenck Personality Inventory, EPI, Eysenck & Eysenck, 1964)を使って初産婦の産後1年間の心理状態を追跡した調査では，神経症傾向の高い人は抑うつが高いことが示されている(Matthey, Barnett, Ungerer, & Waters, 2000)．またビッグファイブの尺度(Costa & McCrae, 1992)を使って妊娠初期，後期，出産直後の3時点で心理状態を追跡した調査(Saisto, Salmela-Aro, Nurmi, & Halmesmäki, 2001)でも，神経症傾向の高い人が抑うつも高い傾向にあることがわかった．では，このような研究結果は Cloninger らのパーソナリティ理論とどのような関係にあるのだろうか．そう考えてみると，神経症傾向の特徴は損害回避のそれとよく似ていることに気づくであろう．実際，ビッグファイブのパーソナリティ理論と Cloninger らの理論を比較した研究では，神経症傾向は，損害回避と同じような特徴をもつとともに，自己志向とは反対の特徴をもつことが示された(De Fruyt, Van De Wiele, & Van Heeringen, 2000)．

　このような研究結果をまとめると，周産期うつ病にかかる人は神経症傾向が高いことから，神経症傾向とある程度同じようなパーソナリティ特性である損害回避も高く，神経症傾向と反対のパーソナリティ特性である自己志向が低いだろうという予想ができる．そして，先にみてきたように，周産期うつ病のリスクファクターも自己志向の低さであり，神経症傾向や損害回避の高さはうつ病の症状の影響にすぎない可能性がある．これは今後の研究で検証する必要がある．それによって，周産期うつ病を予防するために，自己志向を高めるように働きかけるか，あるいは神経症傾向や損

害回避を低めるように働きかけるか，どちらの介入がより効果的なのかが明らかになるだろう．

　Cloningerらの理論は比較的新しいため，周産期うつ病の人を対象とした研究はまだ報告が少ない．ごく最近，Josefsson, Larsson, Sydsjö, & Nylander (2007) は産後うつ病の女性，産後うつ病でない産後の女性，健常対照女性の3群でTCIの比較を行い，産後うつ病の女性は健常女性に比べて自己志向性が有意に低く，損害回避が有意に高いことを発見している．これは一般のうつ病の者に共通して見られる所見と同じであった．

事例に戻って

　ではユウコさんに戻って，Cloningerのパーソナリティ理論からみた未熟な性格を考えてみよう．まず，自己志向性の低さとはどのようなものだろうか．ユウコさんの話の中で「妊娠中はなんか楽しかったけど，今はどうして赤ちゃんなんて産んだんだかわかんないです」と述べている部分がある．これが自己志向性を構成する要素の1つである目的志向性の欠如に該当する．ここではユウコさんは自分にとっての子育ての意味や目的を見失っている．またユウコさんが「ミルクは，母が『時間を決めて』って考えで，私もその考えでやらされてる感があります」と話している部分には自己責任の低さ，つまり他人非難が表れている．ユウコさんには自分の責任で授乳を行っている感覚はなく，むしろお母さんの考えに従ってやらされていると感じている．つまり，ユウコさんは「自分はお母さんに言われたことをそのままやっているだけなのだから，授乳がうまくいかないのは私のせいではない．お母さんのやり方が悪いせいだ」と授乳の問題を責任転嫁して暗にお母さんを非難していることになる．さらに「もう，そんなに言うなら，お母さん，私の代わりに時間通りやってよって言いたいです」と述べている部分は，臨機応変の低さにあたる．自分でものごとに臨機応変に対処できないときに，本来は自分ですべきことも投げ出して，他者に任せてしまいたくなる．そして「自分が同じ母親教室の友達ママより上手

にできたらどんなにいいかって思ってます」という部分では，自己受容の低さが表れている．自分と他の新米ママと比較して，自分がうまく授乳できたらいいのにと思うということは，実際には自分はうまく授乳できていない現実を認められないということであろう．

次に協調の低さとは，どのようなものだろうか．ユウコさんは「私が苦しくてたまらないのに，『初孫はやっぱりかわいいわねえ！』って，とろけそうな顔してる母を許せない気持ちです」と話している．これが社会的不寛容にあたる部分である．ユウコさんは自分の苦しさで一杯になっており，自分と違う考え方や感じ方を示す他者の存在を許容することができなくなっている．また「私の大変さをわかってない人なんて，はっきり言ってどうでもいいです」という部分には，共感の低さ，つまり社会的無関心が表れている．ユウコさんは自分の苦痛に理解を示さない他者を不快に感じ，自分の関心を向けないようにしている．そうすることによって不快さを感じないようにしているのだが，同時にそれはソーシャルサポートを減少させてもいる．さらに「ときどき，『お世話つかれた．代わって』って言って，母が抱いて一晩中泣き止まなくて疲れきってても助けません」と述べている部分が協力の低さに該当する．ユウコさんは自分をサポートしてくれるお母さんに対しても非協力的な態度をとっている．そして「ほらみろ，それでもうれしいって言えるかよって思ってしまいます」という部分が同情心の低さ，つまり復讐心を表している．相手の立場にたって思いやりをもって接することができず，自分を不快にする相手に仕返しをしているのである．このような協調の低さを表す要素には，ユウコさんが「もう自分が少しでも楽ならいいやって感じで…」と述べているように，利己主義も含まれている．

最後に自己超越の低さをみてみよう．ユウコさんは，子育て本に自分が親になって変わったことについて載っていたと話している．その中に「運命とか先祖とか，言葉で説明できない人と人とのめぐりあわせを信じるようになった」という部分がある．このようなスピリチュアルな体験が霊的現象の受容の高さを表している．自分自身を単なる個人としてだけとらえ

るのではなく，世代のようなより広い時間軸の上に位置づけたり，より広い社会関係に位置づけることによって，時間や空間を超えた他者とのつながりの感覚を獲得している．同様に「子育ては楽しい．没頭してあっという間に時間が過ぎる」という部分がある．これが自己忘却の高さを表している．自意識を手放しても不安を感じることがなく，我を忘れて何かに打ち込むことができている．そして「子どもたちの未来のために戦争をなくしたい，地球環境を守りたいと思うようになった」という部分が超個人的同一化の高さの反映である．自分という個人的な視点を超えて，直接自分には関係のない出来事であっても自分に関連づけて貢献したいと考えている．しかし現在のユウコさんは「私にはそんなこと絶対思えません．目の前のミルクとオムツで精一杯です」と述べている．つまりユウコさんは自己超越が低いということになる．

このように，ユウコさんの話を細かく検討すると，はじめて経験する困難に対し，自分なりの目的をもって行動できず，自分も他者も認められないまま，目の前のことで一杯一杯の状況を作り出してしまうパーソナリティ特性をもっていることがわかる．これが未熟な性格である．

●日本語推薦図書

- 坂戸薫, 佐藤哲哉, 桑原秀樹, 上原徹．(2000)．うつ病とCloningerの人格理論．精神科診断学, 11, 419-429.
- 平井孝男．(2004)．うつ病の治療ポイント(pp.45-54)．創元社．
- 木島伸彦．(2000)．Cloningerのパーソナリティ理論の基礎．精神科診断学, 11, 387-396.

●引用文献

Akiskal, H. S., Hirschfeld, R. M. A., & Yerevanian, B. I. (1983). The relationship of personality to affective disorders: a critical review. *Archives of General Psychiatry, 40*, 801-810.
Allport, G. W. (1961). *Pattern and growth in personality*. New York: Holt, Rinehart & Winston. 今田恵監訳．(1968)．人格心理学(上，下)．誠信書房．
阿部隆明．(2001)．未熟型うつ病．最新精神医学, 6, 135-143.

Beck, C. T. (2001). Predictors of postpartum depression. *Nursing Research, 50*, 275-285.
Cattel, R. B. (1966). *The scientific analysis of personality*. Chicago: Aldine. 斎藤耕二, 安塚俊行, 米田弘枝訳. (1975). パーソナリティの心理学：パーソナリティの理論と科学的研究. 金子書房.
Cloninger C. R., Bayon, C., & Svrakic, D. M. (1998). Measurement of temperament and character in mood disorders: a model of fundamental states as personality types. *Journal of Affective Disorders, 51*, 21-31.
Cloninger, C. R., Svrakic, D. M., & Przybeck, T. R. (1993). A psychological model of temperament and character. *Archives of General Psychiatry, 50*, 975-990.
Costa, P. T., Jr., & McCrae, R. R. (1992). *Revised NEO Personality Inventory (NEO-PI-R) and NEO Five-Factor Inventory (NEO-FFI): Professional Manual*. Odessa, FL: Psychological Assessment Resources.
Cruz-Fuentes, C., Blas, C., Gonzalez, L., Camarena, B., & Nicolini, H. (2004). Severity of obsessive-compulsive symptoms is related to self-directedness character trait in obsessive-compulsive disorder. *CNS Spectrums, 9*, 607-612.
Daneluzzo, E., Stratta, P., & Rossi, A. (2005). The contribution of temperament and character to schizotypy multidimensionality. *Comprehensive Psychiatry, 46*, 50-55.
De Fruyt, F., Van De Wiele, L., & Van Heeringen, C. (2000). Cloninger's psychobiological model of temperament and character and the five-factor model of personality. *Personality and Individual Differences, 29*, 441-452.
Eysenck, H. J. (1947). *Dimensions of personality*. London: Routledge.
Eysenck, H, J., & Eysenck, S. G. B. (1964), *Manual of the Eysenck Personality Inventory*. London: University Press.
Furukawa, T., Nakanishi, M., & Hamanaka, T. (1997). Typus melancholicus is not the premorbid personality trait of unipolar (endogenous) depression. *Psychiatry and Clinical Neurosciences, 51*, 197-202.
Gray, J. A. (1982). *The neuropsychology of anxiety*. New York: Oxford University Press.
Hansenne, M., Reggers, J., Pinto, E., Kjiri, K., Ajamier, A., & Ansseau, M. (1999). Temperament and character inventory (TCI) and depression. *Journal of Psychiatric Research, 33*, 31-36.
Hirano, S., Sato, T., Narita, T., Kusunoki, K., Ozaki, N., Kimura, S., et al., (2002). Evaluating the state dependency of the Temperament and Character Inventory dimensions in patients with major depression: a methodological

contribution. *Journal of Affective Disorders, 69*, 31-38.
Josefsson, A., Larsson, C., Sydsjö, G., & Nylander, P.-O. (2007). Temperament and character in women with postpartum depression. *Archives of Women's Mental Health, 10*, 3-7.
Joyce, P. R., Mulder, R. T., Luty, S. E., McKenzie, J. M., Sullivan, P. F., & Cloninger, R. C. (2003). Borderline personality disorder in major depression: symptomatology, temperament, character, differential drug response, and 6-month outcome. *Comprehensive Psychiatry, 44*, 35-43.
Judd, L. L., Akiskal, H. S., Maser, J. D., Zeller, P. J., Endicott, J., Coryell, W., et al. (1998). A prospective 12-year study of subsyndromal and syndromal major depressive symptoms in unipolar major depressive sidorders. *Archives of General Psychiatry, 55*, 694-700.
木島伸彦, 斎藤令衣, 鈴木美香, 吉野相英, 大野裕, 加藤元一郎, 北村俊則(2000). Cloningerの気質と性格の7因子モデルおよび日本語版Temperament and Character Inventory(TCI). 精神科診断学, 7；379-399.
Kijima, N., Tanaka, E., Suzuki, N., Higuchi, H., & Kitamura, T. (2000). Reliability and validity of the Japanese version of the Temperament and Character Inventory. *Psychological Reports, 86*, 1050-1058.
北村俊則(2005). パーソナリティ障害とパーソナリティ傾向の形成に与える心理社会的要因. 九州神経精神医学, 51, 7-18.
Kitamura, T., & Kishida, Y. (2005). Early experiences and development of personality: a study of the Temperament and Character Inventory in 4000 university students in Japan. In (ed.) L. V. Kingler, *Trends in Lifestyle and Health Research*, pp.1-20, Hauppauge: Nova Science Publishers.
Kitamura, T., Tomoda, A., Kijima, N., Sakamoto, S., Tanaka, E., & Iwata, N. (2002). Correlates of retrospective early life experience with personality in young Japanese women. *Psychological Reports, 91*, 263-274.
Kimura, S., Sato, T., Takahashi, T., Narita, T., Hirano, S., & Goto, M. (2000). Typus melancholicus and the Temperament and Character Inventory personality dimensions in patients with major depression. *Psychiatry and Clinical Neurosciences, 54*, 181-189.
Koenigsberg, H. W., Anwunah, I., New, A. S., Mitropoulou, V., Schopick, F., Siever, L. J. (1999). Relationship between depression and borderline personality disorder. *Depress Anxiety, 10*, 158-167.
Kretschmer, E. (1955). Korperbau und Charakter: *Untersuchungen zum Konstitutionsproblem und zur Lehre von den Temperamenten*. Berlin: Springer. 相場均訳. (1960). 体格と性格：体質の問題および気質の学説によせる研究. 文光堂.

Kronmüller, K. T., Backenstrass, M., Kocherscheidt, K., Hunt, A., Unger, J., Fiedler, P., et al. (2002). Typus melancholicus personality type and the five-factor model of personality. *Psychopathology, 35*, 327-334.

Matsudaira, T., & Kitamura, T. (2006). Personality traits as risk factors of depression and anxiety among Japanese students. *Journal of Clinical Psychology, 62*, 97-109.

Matthey, S., Barnett, B., Ungerer, J., & Waters, B. (2000). Paternal and maternal depressed mood during the transition to parenthood. *Journal of Affective Disorders, 60*, 75-85.

Naito, M., Kijima, N., & Kitamura, T. (2000). Temperament and Character Inventory (TCI) as predictors of depression among Japanese college students. *Journal of Clinical Psychology, 56*, 1579-1585.

Ono, Y., Yoshimura, K., Mizushima, H., Manki, H., Yagi, G., Kanba, S., et al. (1999). Environmental and possible genetic contributions to character dimensions of personality. *Psychological Reports, 84*, 689-696.

Reti, I. M., Samuels, J. F., Eaton, W. W., Bienvenu, O. J. III, Costa, P. T. Jr., & Nestadt, G. (2002). Influence of parenting on normal personality traits. *Psychiatry Research, 111*, 55-64.

Richter, J., Eisemann, M., & Richter, G. (2000). Temperament and character during the course of unipolar depression among inpatients. *European Archives of Psychiatry and Clinical Neuroscience, 250*, 40-47.

Ruchkin, V. V., Eisemann, M., Hägglöf, B., & Cloninger, C. R. (1998). Interrelations between temperament, character, and parental rearing in male delinquent adolescents in Northern Russia. *Comprehensive Psychiatry, 39*, 225-230.

Saisto, T., Salmela-Aro, K., Nurmi, J. E., & Halmesmaki, E. Psychosocial predictors of disappointment with delivery and puerperal depression. a longitudinal study. *Acta Obstetricia et Gynecologica Scandinavica, 80*, 39-45.

坂戸薫, 坂戸美和子 (2005). うつ病と最も関連するパーソナリティ特徴は？―当世うつ病病前性格事情―. 広瀬徹也&内海健（編）うつ病論の現在 (pp.69-86). 星和書店.

Sato, T., Narita, T., Hirano, S., Kusunoki, K., Goto, M., Sakado, K., & Uehara, T. (2001). Factor validity of the temperament and character inventory in patients with major depression. *Comprehensive Psychiatry, 42*, 337-341.

Sato, T., Sakado, K., Uehara, T., & Sato, S. (1994). Age distribution of the melancholic type of personality (typus melancholicus) in outpatients with major depression: a comparison with a population without a history of

depression. *Psychopathology, 27*, 43-47.
下田光造．(1941)．躁欝病の病前性格に就いて．精神神經學雜誌，45，101-102．
Svrakic, D. M., Przybeck, T. R., & Cloninger, C. R. (1992). Mood states and personality traits. *Journal of Affective Disorders, 24*, 217-226.
Svrakic, D. M., Whitehead, C., Przybeck, T. R., & Cloninger, C. R. (1993). Differential diagnosis of personality disorders by the seven-factor model of temperament and character. *Archives of General Psychiatry, 50*, 991-999.
Svrakic, D. M., Draganic, S., Hill, K., Bayon, C., Przybeck, T. R., & Cloninger, C. R. (2002). Temperament, character, and personality disorders: etiologic, diagnostic, treatment issues. *Acta Psychiatrica Scandinavica, 106*, 189-195.
Tanaka, E., Kijima, N., & Kitamura, T. (1997). Correlations between the Temperament and Character Inventory and the self-rating depression scale among Japanese students. *Psychological Reports, 80*, 251-254.
Tellenbach, H. (1976). *Melancholie: Problemgeschichte, Endogenitat, Typologie, Pathogenese, Klinik*. Berlin: Springer-Verlag. 木村敏訳．(1978)．メランコリー．みすず書房．
Tomita, T., Aoyama, H., Kitamura, T., Sekiguchi, C., Murai, T., & Matsuda, T. (2000). Factor structure of psychobiological seven-factor model of personality: a model revision. *Personality and Individual Differences, 29*, 709-727.
Tomoda, A., Mori, K., Kimura, M., Takahashi, T., & Kitamura, T. (2000). One-year prevalence and incidence of depression among first-year university students in Japan: a preliminary study. *Psychiatry and Clinical Neurosciences, 54*, 583-588.
Ueki, H., Holzapfel, C., Sakado, K., Washino, K., Inoue, M., & Ogawa, N. (2004). Dimension of Typus melancholicus on Kasahara's Inventory for the Melancholic Type Personality. *Psychopathology, 37*, 53-58.

第8章 被養育体験

竹内　美香

理論の紹介

1. 母親だけが養育者ではない：「母性論」を疑え

　「親子間の愛着と愛着行動」を心の健康の最も根源的な要素として重視してきた臨床的取り組みは，精神分析で有名なフロイト Freud の理論にまで遡る．フロイト理論では，親の役割・機能の理論的要素を父親（男性性）と母親（女性性）の役割の中ではっきりと分別した．その中には，今日でも実際の臨床現場でケースに関わるスタッフが誰でも一度は気にする要素が含まれている．例えば，母親と子どものお互いに依存し合う関係や，子どもと親とが互いに同じで重なり合う存在と感じる「同一視」，あるいは母親の愛をめぐる父親と息子のエディプス葛藤，父親が果たすべき道徳的規準形成のための役割や母子の密着した同一視や共生関係を断ち切る役割の説明などは，フロイトの精神分析理論の枠組みとなっている．

　しかし，フロイトがこのような理論的枠組みを考えた時代背景には，性役割が厳しく規定されていたヴィクトリア朝期ウィーンの社会があり，その時代には父親が家計の責任を負って主に外で働き，母親は家庭の運営と子どもの養育の責任を負う形式であった．母親は子育てと家庭の雰囲気を方向づける主要な役割を果たしていた．子どもと最も多くの時間を共有し，

養育に全責任を負い，子どもととても近い関係になっていたのは母親であった．このため子どもへの愛情は生物学的に賦与されていると信じられていた．

母親の養育行動が「生得的に準備された側面」とする観念はさらに1950-1960年代アメリカ中流家庭の機能とイメージとして助長された．母親の子どもを慈しみ養育し温かな安心感を与える愛情や労わり・共感の機能は「表出的役割」とされ，父親が家族のための社会経済的達成の役割を果たすことが「道具的役割」と分類されるようになったのもこの時代である．母親と父親の乳児の要請信号に対する敏感性の差，すなわち母親が子どもに対して敏感な世話ができるように生来的によく調整されているのに対し，父親や他の養育者はその敏感性において母親の貧弱な代理にしか過ぎないと指摘した学者もあるが，後にこの考えは修正されている．

今日では成育環境・被養育経験については，誰が養育したかを問題にするのではなく，その養育の質を問題とするのであり，産みの母であることや養育に関わる時間の長さよりも，接触の質の重要性が重視されるようになった．

1960年代以降は，青年期以降の精神医学的症状の危険因子に関する研究結果を振り返る動きがさらに活発になった．その中で，幼少期における両親との死別がそれまで予測されたほどは後年のうつ病発症との間に関連性を示さないことが見直されるようになった．幼少期の「死別」経験だけでなく「離別」経験が，さらに子どもが親から「離別」させられるまでの事情の詳細な分類と症状発症の様子についての記録の照合が求められるようになっていった．さらに重要なのは，子どもが大切な親（養育者）と「離別・死別」させられている経験の期間中にどのような代わりの養育（「養育の代替」）が与えられたか，あるいはまた「離死別そのものは経験していない幼少期の養育の質」を問い直して検討する研究へと，視点が見直されるようになった．

一方，現代のわが国では，父親と母親がともに社会的な役割を負って働きながら子育てする世帯が多くなっている．従来の「生物学的な」「本能的

な」母親・父親の養育における役割がそのまま現代の家族に適用されることには，非常な無理があることを私たちは認めなければならない．

　問題の本質は，より掘り下げて検討しなければならない．つまり，一言で精神症状発症の背景として「幼少期経験」に要因を求めるといっても，このように「養育された経験」の評価の基準や背景そのものが変わってきている．しかしそのことを振り返るフィールド・スタッフはまだ少ない．「母性神話」は残念ながら今日まだ多くの子育て中の母親や，子どもに関わる人たちを「呪縛」しているかもしれない．

　私たちは症例に出遭った際，さまざまな過程でクライエントの成育歴に含まれる過去の外傷的な体験を聴くことになる．その際には，幼少期のその人にはどのような質の養育経験が与えられていたのか，どのような影響をその人にもたらしたのかを「心を澄ませて」よく傾聴するべきなのであろう．子どもの成育に大きな影響を与えるのは，養育者(主に親，しばしば代替的な養育担当者)の行動であり，子どもと養育者の関係，いわば成育環境の質であることは確かである．ただし，その視点は「生母・実子」関係を標準とした狭い評価基準に限定されてはならない．

2. 愛着研究と養育の質，そして青年期以降の精神的健康の理論

　人生早期の経験が，後年の「こころの健康」に及ぼす影響研究については，フロイトの同一視説を含む精神分析的家族力動論，Bowlby の母性剥奪 maternal deprivation と愛着 attachment の概念，Ainsworth, Blehar, Waters, & Wall(1978)が「見慣れない場面実験法」strange situation method を実施して調べた愛着の量と質の研究などの流れがある．

　幼少期に受けた養育経験が子どもの成育や後年の人格発達に及ぼす影響について検討し，親―子・家族の発達的機能の研究を方向づけたのは Bowlby(1969)である．Bowlby が子どもの成育に対する親の養育の影響を検討したのは，戦争や貧困のために施設収容される乳幼児が(病院や施設の設備を改善しても)一般家庭の子どもよりも病気にかかりやすく，死亡率も高いことで問題になったからであった．彼ら施設収容児については精神発達や

その後の人格発達など心理面での問題を残す率も高いというデータが示されもしたのである．これらは施設症 hospitalism と呼ばれていた．Bowlby (1969)は「乳幼児と母親との人間関係が親密で継続性があること，両者が満足して幸福感に満たされるような状態があることが，乳幼児の性格発達や精神衛生の基礎である」と述べた．望ましい母子関係に欠ける施設収容児の心身発達障害はボウルビィによって母性剝奪 maternal deprivation と表現されるようになった．それまで施設収容児に限って起こると考えられていた施設症 hospitalism は，「望ましい保育に欠ける状況」があれば一般の家庭児にも起こり得ることを母性剝奪 maternal deprivation の理論は示唆しているのである．

さらに母性剝奪理論は，より多くの症例を広く説明することができる「幼少期の親との離別・死別経験」「幼少期の被養育経験の質的貧困」へと視点を拡大することとなったのである．

Ainsworth, Blehar, Waters, & Wall(1978)は Bowlby と同じように母子愛着と愛着行動を観察によって検討した．見慣れない場面 Strange Situation 実験室における母子の愛着行動を観察し，そのタイプを A，B，C の 3 群に大別した．この研究は，愛着行動のタイプを質的に分類した試みの先駆けとして，今日，さまざまな発達心理学の教科書でも紹介されるトピックとなっている．Ainsworth らは，母子の愛着では接触と交流の量(頻度や継続時間)がある程度満足されれば，その先は質すなわち乳幼児の発する愛着信号に対して母親がどの程度敏感に気づき応答するかといったことが決定的になると指摘している．後の養育研究の代表者である Parker(1979) や Tennant(1988)も養育の質を重視している．乳幼児・児童・少年期とは，人が自己と他者に対する基本的愛着や信頼感を体験し形成する発達課題を含む重要な人生の時期であると Erikson(1950, 1963)は強調している．そのような重要な時期に受ける恐怖や失望は，その人の情動や認知の発達に影を落とす重大な心傷体験となるのは，専門家の理論を待つまでもない．

3. ParkerによるParental Bonding Instrument(PBI)の開発と親の養育態度項目

　Parker(1983)は，親の養育態度と行動のチェックリストを用いた研究（例：Champney, 1941; Perris, 1980; Pitfield, & Oppenheim, 1964; Roe, & Siegelman, 1963; Raskin, 1971; Roth, 1961; Schaefer, 1965; Schvanveldt, 1968a, 1968b; Solyom, 1976)を精査した．収集された養育態度項目に対する調査協力者の回答から抽出された共通因子は，多少の配置の差はあるものの，「母親の過干渉」について定義的な共通性が見られたとParkerは報告している．

　親から受けるケアや干渉をはじめとする社会化の発達過程における人生早期の経験，とくに精神医学的症状を青年期以降に発症する患者の回想的報告から共通して得られる「愛情欠損的統制 affectionless control」と呼ばれる傾向に着目していたParker(1979)は，そのような親の養育の質を定量的に表現するためのツールとしてParental Bonding Instrument(PBI; Parker, Tupling, & Brown, 1979)を開発した．PBIは被養育体験を遡及的に評価する方法として世界標準となっている．ここでは，回答する人が幼少期に自分の親からどのような養育を受けたかを問う項目で構成されている．回答者は，自分が受けた16歳以前までの父・母それぞれによる養育行動を振り返り，ケアcareと過干渉overprotectionの2つの次元から，どのようであったか，個々の項目について当てはまる程度を4段階で回答することが求められる．PBIには調査実施条件や目的によって短縮簡易版も用意されているが，フル項目である「25項目版」は12項目のケアと13項目の過干渉，計25項目から構成されている(表12)．

　竹内・鈴木・北村(1989)は，日本の高校生・大学生にPBI日本語版を適用した．母親の養育態度評定から抽出されたケアの代表的な項目は「よく私に微笑みかけてくれた」「私といろいろなことを話すのを楽しんでいた」「暖かく優しい声で話しかけてくれた」「(－)あまり私としゃべらなかった」「精神的に不安定なときは，なだめてくれた」「私に対して優しかった」「私の抱えている問題や悩みに理解を示してくれた」「(－)ほめてくれなかっ

表12. Parental Bonding Instrument（PBI）の項目とターゲットとする養育態度（×印）

	質問項目 Questionnaire items	ケア care	無関心/拒絶 indifference/ rejection	過干渉 overprotection	独立/自主性を容認 allowance of independence/ autonomy
1	暖かくやさしい声で話しかけてくれた	×			
2	必要なほどには手助けしてくれなかった		×		
3	好きなことをさせてくれた				×
4	私に対して冷たかった		×		
5	私が抱えている問題や悩みに、理解を示してくれた	×			
6	私に対して優しかった	×			
7	自分で意志決定するのを、好ましく思ってくれた				×
8	大人びてくることを喜ばなかった			×	
9	私がしようとすることすべてにわたって、コントロールしようとした			×	
10	私のプライバシーを侵害した			×	
11	私といろいろなことを話すのを楽しんでいた	×			
12	よく私にほほえみかけてくれた	×			
13	私のことを子ども扱いすることが多かった			×	
14	私が必要なことを望んでいることに、理解を示さなかった		×		
15	物事を私に任せてくれた				×
16	私に、自分は望まれてない子だと思わせた		×		
17	精神的に不安定なときは、なだめてくれた	×			
18	あまり私としゃべらなかった		×		
19	私を父親（母親）に頼らせようとした			×	
20	父親（母親）がそばにいないと自分のことができない子だと、私のことを考えていたらしい			×	
21	できる限り自由にさせてくれた				×
22	好きなときに外出させてくれた				×
23	過保護だった			×	
24	ほめてくれなかった		×		
25	好きな服を着せてくれた				×

た」「(−)私に対して冷たかった」などであった．(−)のつく項目は逆転項目で，因子分析においてマイナスの負荷量を示した項目である．同様に過干渉項目の日本語版における代表的な項目(高い因子負荷量を示す項目)は『自律的自由』に言及する「好きなことをさせてくれた」「できる限り自由にさせてくれた」「好きなときに外出させてくれた」「物事を私に任せてくれた」と，親から受けた『支配』に言及する項目「私を母親に頼らせようとした」「私のことを子ども扱いすることが多かった」「親がそばにいないと，自分のことができないと私のことを考えていたらしい」「私がしようとすることすべてにわたって，コントロールしようとした」「私のプライバシーを侵害した」があがっている．

　本書に取り上げた「ユウコさんの事例」についてはこの後詳細な検討を加える．しかし彼女の成育史の概要を考えるだけでも，低ケア・過干渉の特徴が明らかである．ユウコさんは，図23上の左上の象限に置かれる典型的な事例と言うことができるだろう．

　これまでに，統合失調症(Byrne, Velamoor, Cerovsky, Cortese, & Losztyn, 1990; Onstad, Skre, Togerses, & Kringlen, 1994; Parker,

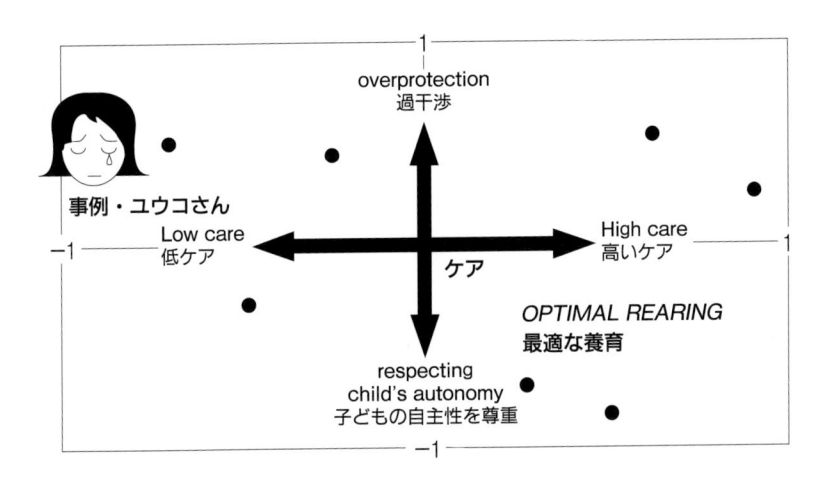

図23．PBIモデルと「事例・ユウコさん」

Fairley, Greenwood, Jurd & Silove, 1982; Warner R., Atkinson, 1988），摂食障害（高橋，2000），人格形成（Byrne et al., 1990; Zweig, & Paris, 1991），結婚適応（Kitamura, Watanabe, Aoki, Fujino, Ura, & Fujihara, 1995）などとPBIで評価される養育の質との関係が報告されているが，なんといっても多数の報告があるのがうつ病における研究である（Murphy, Brewin, & Silka, 1997; Parker, 1979b, 1983; Plantes, Prusoff, Brennan, & Parker, 1988; Rey, 1995; Rodriguez Vega, Bayon, Franco, Canas, Gaell, & Salvador, 1993; Sato, Sakado, Uehara, Narita, Hirano, Nisioka, & Kasahara, 1998; Sato, Sakado, Uehara, Nishikawa, & Kasahara, 1997; Sato, Uehara, Sakado, Nisioka, Ozaki, Nakamura, & Kasahara, 1997; Uehara, Sato, Sakado, & Someya, 1998；坂戸，2000）．低いケアと過干渉がうつ病を発症する人が受けていた養育の質的な特徴であると言われている．例えば，神経症性うつ病の成人に適用したParker自身による調査からは「低いケアと高い干渉」の組み合わせ，即ち「愛情欠損型統制」の親が多く含まれることが示された一方，双極型感情病と統合失調症の疾患群では，そのような関連性は報告されていない．親の養育のあり方は多様な精神症状形成の危険要因となり得るが，その因果関係の道筋は単純ではないということがわかる．PBIの開発により，親から受けた幼児の被養育経験は一定の定量化がなされるようになった．「幼少時心的外傷モデル」研究と臨床場面での対応スタイルにも新しい方向性を示唆したのである．

　最近のPBIを適用した「悪い養育の質」研究には，Heider, Matschinger, Bernert, Alonso, Angermeyer, & ESMeD/MHEDEA 2000 investigators (2006)によるヨーロッパ6か国の気分障害と親子関係の関連研究がある．子どもにとって有害とも言えるほどの親の養育態度が成人期以降の感情障害の生起につながりがあることは知られているものの，直接的に国際的文化比較を実行している研究はあまり知られていない．European Study of Epidemiology of Mental Disorder (ESEMeD)では，ヨーロッパの6か国（ベルギー，フランス，ドイツ，イタリア，オランダ，スペイン）の21,425名の成人（18歳以上）を対象として調査が実施された．PBIについては

8,232名の回答を得ている．そのデータを基にhierarchical nested multiple logistic regression models(階層的重回帰モデル分析法)によるPBIと感情障害の関係が検討された．その結果，6か国間での大きな有意差は示されなかった．母親・父親のケアは，気分障害との間に最も強い関連性を示唆した．一方，母親の過干渉だけが気分障害との有意な関連を示した．権威主義的な養育態度と気分障害の生起との間の関連性は認められなかった．調査対象となったヨーロッパ6か国間では，親の養育態度と気分障害の生起の関連性の文化的差異や変動はないことが示されたのである．

4．被養育体験と周産期うつ病

妊娠期間中や産後の女性のうつ病発症率が高いことは広く知られている．うつ病そのものも，その他の精神疾患と比して発症率が高い．とくに男女間の発症率の差(性差)が大きいことでは特徴的である．うつ病は心理的・社会的ストレスがいくつも重なり合う中で発生するのであるが，女性にとって妊娠・出産・子育てへの適応が求められることはまさに，大きな負担となる．周産期うつ病においては，養育経験を含む幼少時心的外傷体験と，そこから派生する成育過程での対人的アタッチメント・スタイルの獲得などの問題を，発症要因を読み解く鍵として注目して研究を続けている専門家も多い．

まず，産後うつ病と被養育体験との関係を見てみよう．Boyce, Hickie and Parker(1991)は出産後の母親の抑うつ症状発症リスクを，PBIを含む4つの尺度を組み合わせて調査を実施して検討している．用いられた尺度はPBIの他，親密性尺度Intimate Bond Measure(IBM)，対人感受性尺度Interpersonal Sensitivity Measure(IPSM)，エジンバラ出産後抑うつ症尺度Edinburgh Postnatal Depression Scale(EPDS)である．149名の非抑うつ群の女性を対象として産後1，3，6か月の3つの時点で調査を実施している．結果からは，幼少時に母親から受ける養育が低ケアで父親が過干渉のときに，重回帰分析における付加的な予測変数として抑うつの発症を説明することが示されたと報告している．また，対人過敏性傾向のあ

る妻では配偶者のケアが低いか，もしくは過干渉傾向が強い場合に産後の抑うつ傾向が高くなることが示された．また，それぞれの時点でのEPDS得点の事例性規定得点を決めて，PBIによる養育経験とIBM親密性評価などの説明力をステップワイズ法により検討している（表13）．出産後1か月時点でのEPDS平均得点は最も高いが，その得点に対する説明力は，母親の低いケア8%，親密性尺度6%，父親の過干渉3%であることから，母親からは低ケアの養育を受け，配偶者が過干渉（支配的）で，干渉不足の父親をもっていることが，出産後1か月時点での抑うつ症状を最もよく説明することが示されたのである．出産後3か月時点については，第一に投入されたものは対人感受性指標であり6%の説明率を示した．父親の過干渉は6%，配偶者の低ケア4%で，これら3変数の段階的投入で得られる説明率は16%であった．さらに3か月時点での抑うつ症状は4つの変数（配偶者の低ケア，幼少時の過干渉な父親，出産後1か月時点での抑うつ感，過敏な対人感受性）によって20%までも説明されることが示された．産後抑うつ症状を初期の段階でコントロールすると，過剰な対人感受性は依然としてリスク要因ではあり続けるとしても，配偶者から十分なケアが受けられないことや過干渉な父親をもつことのリスクほどではなくなることが示されている．これに対し，6か月時点では対人感受性は12%もの説明率を示していた．さらに3か月時点で採ったBeck's Depression Inventory得点を投入すると24%の説明率が得られた．ここから出産後6か月時点での抑うつ症状は3か月時点での症状から最もよく予測されるが，出産後の対人感受性も大きな要素であることが示されたのである．

次に，妊娠うつ病と被養育体験の関係についてみてみよう．Kitamura, Shima, Sugawara, & Toda(1993)とKitamura, Sugawara, Sugawara, Toda, & Shima(1996)の疫学的調査研究からの報告では，妻の妊娠うつ病の頻度に夫への信頼度と妊娠に対する夫の反応の双方が関与し，相互作用が見られたと報告している．妊娠うつ病は信頼度の低い夫をもつ女性でやや高く（14%対23%），妻の妊娠に対して夫の反応が否定的であった場合も妊娠うつ病の頻度は高くなる（12%対33%），さらに夫への信頼度が低い女

表 13. 出産後 1, 3, 6 か月時点での抑うつ症状危険率 (%) と要因

		出産後 1 か月				出産後 3 か月				出産後 6 か月			
		事例性 Cases	非事例性 Non-cases	相対的リスク Relative risk	95% 信頼区間 Confidence interval	事例性 Cases	非事例性 Non-cases	相対的リスク Relative risk	95% 信頼区間 Confidence interval	事例性 Cases	非事例性 Non-cases	相対的リスク Relative risk	95% 信頼区間 Confidence interval
PBI-low-care (低養護)	母	4/30 (13.3%)	10/95 (10.5%)	1.3	0.4-3.7	3/28 (10.7%)	9/93 (9.7%)	1.1	0.3-3.8	2/29 (6.9%)	4/103 (3.9%)	1.8	0.3-9.2
	父	5/26 (19.2%)	8/90 (8.9%)	2.2	0.8-6.0	3/22 (13.6%)	8/90 (8.9%)	1.5	0.4-5.3	2/26 (7.7%)	3/96 (3.1%)	2.5	0.4-14.0
	両親	4/29 (13.8%)	11/104 (10.6%)	2.0	0.8-5.0	5/36 (13.9%)	7/92 (7.6%)	1.8	0.6-5.4	3/40 (7.5%)	5/100 (5%)	1.5	0.4-6.0
PBI-high-control (過干渉)	母	2/24 (8.3%)	12/101 (11.9%)	0.7	0.2-2.9	0/18 (0%)	12/103 (11.7%)	—		1/23 (4.3%)	5/109 (4.6%)	0.9	0.1-7.7
	父	4/19 (21.1%)	9/97 (9.3%)	2.3	0.8-6.6	3/16 (18.8%)	8/96 (8.3%)	2.2	0.7-7.6	0/20 (0%)	5/112 (4.9%)	—	
	両親	4/29 (13.8%)	11/104 (10.6%)	1.3	0.4-9.3	3/23 (13.0%)	9/105 (8.6%)	1.5	0.4-5.2	1/29 (3.4%)	7/111 (6.3%)	0.5	0.1-4.3
IBM 親密性	低養護	5/16 (31.3%)	10/117 (8.5%)	3.6	1.4-9.3	4/17 (23.5%)	8/111 (7.2%)	3.3	1.1-9.7	2/18 (11.1%)	6/122 (4.9%)	2.3	0.5-10.3
	高干渉	2/5 (40%)	13/128 (10.2%)	3.9	1.2-13.0	1/5 (20%)	11/123 (8.9%)	2.2	0.3-14.1	0/5 (0%)	8/135 (5.9%)	—	
IPSM (対人感受性)	高対人感受性	4/19 (21.1%)	11/114 (9.6%)	2.2	0.8-6.1	2/18 (11.1%)	10/110 (9.1%)	1.2	0.3-5.1	3/19 (15.8%)	5/121 (4.1%)	3.8	1.0-14.7

Boyce, Hickie and Parker (1991) より編集

性が，妊娠に対する夫からの否定的反応を受けた場合に発症頻度が60％まで上昇することを観測したと報告している．Misri, Kostaras, Fox and Kostaras(2000)も，産褥期うつ病の治療において配偶者(夫)からの支援が有意な効果を示したと報告している．

　他方，夫による心理的サポートがあっても周産期(妊娠・出産・乳児の子育て中)にうつ病を発症する人が少なくない．うつ病を起こしやすい人では，自己の価値観を確立して自己の人生に積極的に向き合うための「自己志向性」が低くなる場合が多いことが報告されている．「自己志向性」は自我同一性形成など青年期の発達課題にも関連するパーソナリティの重要な要素である．その形成過程には16歳以前(児童期)に，親からどのような養育を受けたかという環境要因が関わっていると考えられる．

　Ainsworthらによるアタッチメント理論でも，幼少期に受ける親の愛着行動のスタイルが後年のその人の配偶者とのアタッチメント・スタイルをも方向づけるとして重視しているが，この考えを基にして，妊娠・出産・子育ての局面でも「夫からの心理的サポート」を受けることができるアタッチメント関係について検討した追跡調査研究もある(Rholes, Simpson, Campbell, & Grich, J.(2001))．ここでは，親になるという発達的移行の過程で配偶者からの支援を得られ，しかも満足することができるか否かを問うている．配偶者からの気遣いや支援に対する満足度の評価も，その人が成育過程で獲得した自身のアタッチメント・スタイルによって左右されるものであり，そのような精神的背景が子どもの誕生後に自分の社会的役割が「親」へと移行する大きな変動に適応する過程で，どのような影響を及ぼすか追跡調査を行っている．Rholes, Simpson, Campbell, & Grich (2001)の論文からは，子どもが成育するときの家庭の中で親子間に起こる相互交渉が，抜きがたくその人の後年の対人行動や愛着の方向性を形成してしまうことを読み取ることができる．親の養育態度やアタッチメント・スタイルは，その子どもの人生の方向性や生活の質までを方向づける重要な経験となっていることがわかる．アタッチメント・スタイルは大きく「回避的 avoidant」「両価的 ambivalent」という視点で分類されるが，中でも

両価的な傾向をもつ妻は，妊娠中から出産後2か月時点での「親役割への移行」に不適応を起こしやすいこと，配偶者からのサポートを「不十分」と評価しやすく，当の配偶者(夫)からの怒りを買いやすいなどという結果が報告されている．

　幼少時に親から受ける養育やアタッチメントの経験は，そのままその子どもの対人的な感受性や他者との間に親密性を形成する行動，コミュニケーション・スタイルの形成を方向づけ，ひいては結婚生活において配偶者とどのようなアタッチメントあるいは支援関係を結び得るかという局面にまで影響することを証明する調査研究があり，枚挙に暇がない．このように実証的に得られた事実を実際の支援の現場に活かすことが次の課題となるのであろう．

5．愛情欠損的統制の養育環境に支援介入する難しさとは

　親自身の養育態度やアタッチメント・スタイルが子どもとの相互作用においてどのような種類のコミュニケーションを惹き起こしているかについて，親自身が客観的に理解することは難しい．また第三者的に有害な養育と評価される成育環境であっても，子ども自身が，あるいは当事者である親が「そのときに」それと気づくことは難しく，当人たちの努力だけで改善することなどはさらに困難である．

　「子育て支援」に関わるスタッフとして，親と子の関係が展開する現場に立ち会うとよく突き当たる問題がある．それは，「愛情欠損的統制(低ケア・高干渉)の養育」の及ぼす影響がいかに大きいとわかっていても，愛情欠損的統制は，養育を担当する当事者(親自身)が自ら気づくことが難しく，また養育を受けている子ども本人も，自分の受けている養育の本質がどのようなものであるかを明確に意識していないという壁である．それ故，子どもは自らの辛さを第三者に伝える必要性を理解しない(伝えることができることも知らない)し，自分の力で自分の置かれている養育状況を「変革する」ことなど，さらに非現実的である．しかし支援介入をすぐにも行いたい専門スタッフも，この「介入の必要性に気づかない」当事者の壁に阻ま

れてしまう．すぐに介入を実践できるケースのほうが稀なのである．

では，まさに有害な親─子関係であることが明瞭なケースに出遭う場合，第三者であるスタッフはどのようにアプローチできるのだろうか．結局，個別のケースごとに心を砕くことになるのであろう．しかし，ここまでに説明した理論やデータの背景は確かにあり，そのような情報を知っているか，知らないかが，専門スタッフの仕事として目指すべき方向性やその根拠を与えるはずである．また，親のもつ自らの親のイメージ(表象)に対して行う心理療法(例えば Cicchetti, Rogosch, & Toth(2006)の infant-parent psychotherapy)の開発も，将来の可能な介入法として期待がもてる．

以上，「理論の紹介」で述べてきたことを整理すると，次のようになる．
1. Parker(1983)が重視した幼少時の養育経験の質のポイントは，それが実の親によるものであるか否かという問題以上に，子どもが必要とするときに必要なケアが十分に与えられたと子ども自身が感じることができたか，という点にある．
2. ただし養育過程に関わっている養育者(実の両親あるいは代替的な養育担当者)が「十分なケアを与えた」と考えていても，その子どもにとってはケアではなく，子どもの自発性や尊厳を認めない支配であり，過干渉であったかもしれないという「評価の歪み」については注意が必要である．
3. 「低いケア・高い干渉」の養育態度を愛情欠損的統制 affectionless-control と言う．
4. 愛情欠損的統制は，養育を担当する当事者(親自身)が自ら気づくことが難しい．そればかりでなく，養育を受けている子ども本人も，自分の受けている養育の本質がどのようなものであるか明確に理解することは難しい．さらに，養育を受けている子どもが自分の力でそれを「変革する」ことはさらに難しい．
5. 愛情欠損的統制の幼少時養育経験をもつ人では，青年期以降や周産期

の抑うつなど精神症状の発症を抱えやすい．また，他者とのコミュニケーションにおける対人感受性の昂進（過敏性），青年期自我同一性形成や職業同一性の獲得の失敗，身体的・社会的な健康に問題を抱える，あるいは結婚生活において配偶者との間に温かく親密な支援関係を築き，満足し幸福感を得ることができないなど，健康全般において躓きを抱える確率が高くなる傾向がある．

6. PBIの因子構造について

すでに第2章で言及したように人の心理・行動を多数の項目で評価する際，それらの項目が実際にはいくつの「本当の事柄」を評価しているのかを確認する作業は重要である．その作業には因子分析という統計法を用いることはすでに述べた．当初，Parker, Tupling, and Brown (1979) がPBIを開発した際には理論的に2因子構造であろうと想定した．2因子構造を支持する報告がある（Arrindell, Hanewald, & Kolk, 1989; Kazarian, Baker, & Helmes, 1987; Mackinnon, Henderson, Scott, & Duncan-Jones 1989）一方で，3因子構造を示唆する報告も多い（Murphy, Brewin, & Silka, 1997; Gomez-Beneyto, Pedros, Tomas, & Aguilar, & Leal, 1993; Kendler, 1996; Murphy, Brewin, & Silka, 1997）．3因子構造を主張する研究では，第1因子にケア項目が集中し，本来過干渉とされていた項目が2つに分かれた因子を構成している．本来，強い過干渉を表す項目が中心となる因子にはprotection-personal domain（干渉―性格領域），denial of psychological autonomy（心理的自律性の否定），protectiveness（干渉傾向）といった因子名が与えられ，一方，自立尊重を表す項目（過干渉の対極の項目）が中心となる因子にはprotection-social domain（干渉―社会性領域），encouragement of behavioural freedom（行動面の自由さを促す傾向），authoritarianism（権威的独裁主義的），restraint（束縛的）といった名称が与えられた．さまざまな因子モデルを確認的因子分析で比較したSato, Narita, Hirano, Kusunoki, Sakado, & Uehara (1999) は，Kendlerの3因子モデルが日本の一般人口のPBIデータに最もよく適合している

と報告した．では，PBIは2因子でなく，3因子として考え，下位尺度もケアと過干渉から，過干渉を2分割したものとして処理しなければいけない

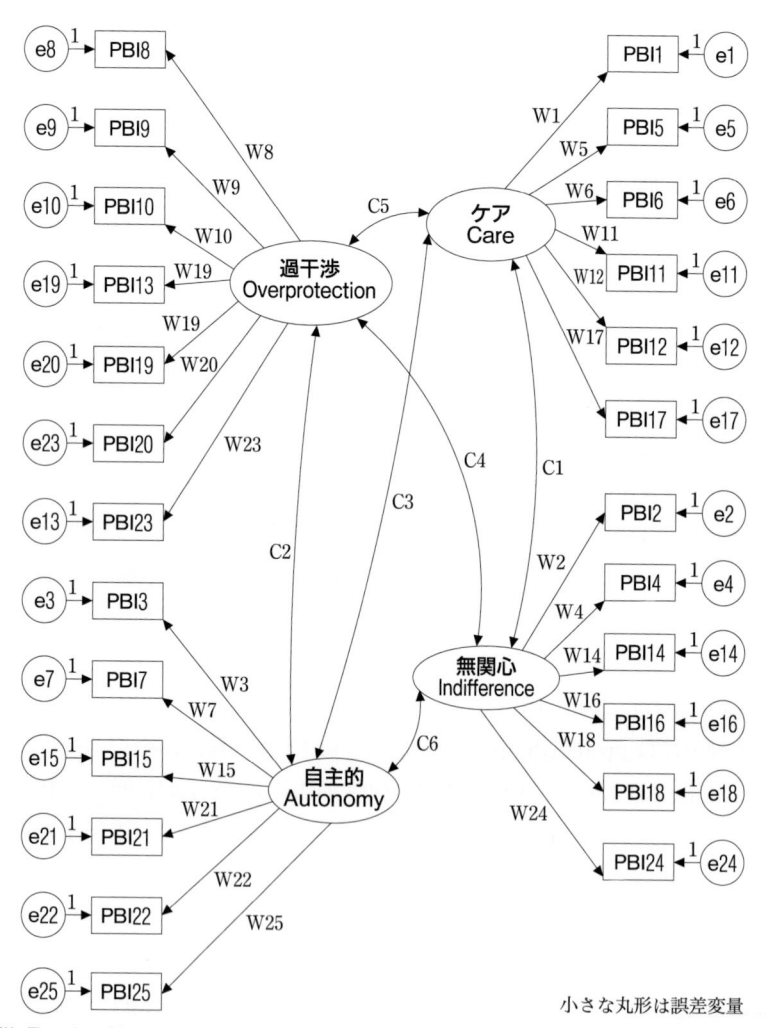

Uji, Tanaka, Shono, and Kitamura (2006) より引用

図24．日本におけるPBIの因子構造

のであろうか．実は Kendler モデルは 16 項目という短縮版の PBI であり，本来の 25 項目での妥当性はいまだ未解決の問題であった．そこで，Uji, Tanaka, Shono, and Kitamura (2006) は 25 項目版の PBI を日本人の非臨床例に配布し，その因子構造を見た(図 24)．その結果，ケアと過干渉それぞれに正方向の項目と反転項目(care に対して indifference, overprotection に対して autonomy)がいずれも因子を構成し(したがって 4 因子)，その上でケアと過干渉各々に上位因子をつくっている(したがって 2 因子)というモデルがデータに適合していることを証明した．

　因子構造研究から何が言えるのであろうか？　第一に，PBI 研究の成果を臨床に応用する際は，当初のケアと過干渉の 2 因子構造で考察してかまわないことがいえる．しかし，ケアの正方向の項目(例：「よく私に微笑みかけてくれた」)は逆転項目(例：「(−)ほめてくれなかった」)は単に多いか少ないかの問題でなく，質的にも異なる概念である可能性がうかがえよう．同様に，過干渉の正方向の項目(例：「私のことを子ども扱いすることが多かった」)もその逆転項目(例：「物事を私に任せてくれた」)とは質的に異なるのであろう．患者の被養育体験を聞きだす際には，こうした項目を念頭に入れ，詳細に聞いていくことも重要である．

■ 事例に戻って

1. 適用を開始する前に
(1) インタビューは人間同士の対話として

　実際の現場で，今回の事例のユウコさんのような話が語られ始めることは多い．そのときに，どの程度まで詳しく話を掘り下げて聞くべきであろうか．実は，その判断こそが最も難しいのであって，「臨床センス」が問われるアート(芸術)の領域ともなる．多くは，クライエントがようやく話したい気持ちになれたこと自体が治療関係づくりで重要な意味をもっている．

　まずは「よく話してくださいました」という「礼」の気持ちが必要であ

ろう．クライエントがつらい話を再生して話そうとする貴重な気運を削ぐことなく，まず聴くことが重要である．もしもセッションの終了時にクライエントが「十分に話せた，十分に聞いてもらえた」と感じられるファシリテーション（促し）をすることができたなら，理想的であろう．クライエントの話を「積極的に傾聴する」のは臨床の訓練でも最も重要なテーマである．まずは「心構えから」というところであろうか．

（2）事例で配慮すること

「ユウコさんの事例」では，3回目のセッションで成育史がかなり詳細に語られている．この中にいくつかの人生早期の親子関係の経験で，注目するべき思い出が話されているので，注目点をあげておく．注目点の1つひとつは詳しく聞けば，さらに辛い挿話が隠されている気配が感じられる．あなたなら，それぞれの注目点について，どのように「水を向け」てクライエントの話を聞くだろうか．

ここでも「話す」ことはクライエントであるユウコさんにとって，モヤモヤしたこだわりや未解決な課題を言葉にして表出する効果があったと思われる．しかし一方で，ユウコさんにとっては，あえて直面することを避けてきた辛い過去でもある．表出の後に，どのような展開があるのか，聴き手としてクライエントの辛い経験をどのように受け止めていけばよいのかということも聴き手は思い致さなければならない．今回の演習は事例研究であるが，実際の臨床場面では，このインタビューは，その後のクライエントの受診行動や予後にも影響する「流動性」を含んだ課題として，あなたの前に存在するはずである．

2．適用の開始

（1）事例の母親について

小さいときから，母親の気分の動きに振り回されてきたことをクライエントは語っている．必要なときに子どもに応答しない母親像が窺われる．「私が母に話しかけても返事をしてくれることが少なくて，そういえば小さいころ母親が微笑んでくれた記憶があまりないんです」「本当に母は何もし

てくれませんでした」など．他にもクライエントは，「母は私が父に殴られているのを見ていても，何も言ってくれませんでした」と話している．これらのことから，Parkerが指摘するケアの不足がこの事例にもあったことを示唆している．

　Parkerらが重視した養育経験を構成するもう一方の軸は過干渉である．ユウコさんの事例では，「口うるさく，寒い日に外出するときはセーターを着て行けとか，いちいち指図していました．中学に入ってもまるで小学生のように扱う母でした」．進学の相談をした際についても「『あなたが大学行って何になるの，勉強できないくせに』と言うんです．もう少し他の言い方があるんじゃないかと思いました」などと振り返っているが，このような経験的事実は過干渉に分類されるものだろう．

　他にも注目する言葉はあるが，総じて感じられるのは，ユウコさんの母親はやはり「低いケア・高い干渉」傾向があり愛情欠損的統制の養育態度でユウコさんに接していたことが察せられる．

（2）事例の父親について

　事例のユウコさんの父親には，少なからぬアルコール症の傾向があった可能性もある．一見，病気がちの父親像が表面に立っているが，時折の飲酒とそれに伴う家族への暴言や暴力もあったとクライエントは話している．実際のケースであれば，少し詳しい話を聞いてみたいところである．事例について，順序を追って引用する．

【低いケアの養育態度に相当する記憶】「父は，例えば期末試験の成績が悪いと，『女はだめだ』から始まって，『成績が悪いなら捨て子にする』『お前のような子は生まないほうがよかった』とまで言っていました」

【過干渉の養育態度に相当する記憶】「小学校の4年のときですが，私が頼んでもいないのに，『勉強をみてやる』とか言って，無理に漢字の書き取りをやらされたことがありました．私がちょっと間違えると『こんな字を書いていたらダメだ』とかいってゲンコツで叩かれました．本当にすごく痛くて，情けなくて，もう自分はダメな子なんだと心底思わされました．普段は勉強のことも何も，私にはあまり関心がないのに，ときどき突然にそ

んなことをする人でした」

(3) 人生早期の離・死別

　事例のクライエントのユウコさんは「中学1年生のとき父に肝臓がんが見つかり，3か月間の入院のあとあっけなく亡くなってしまいました」と報告している．15歳以前の親しい親族との(3か月以上続く)離別もしくは死別の経験が，青年期以降の精神症状の発症に関連があることが知られている．3か月間，父親が闘病して亡くなったという事実には，ただ単に父親との死別経験だけでなく，父の闘病中に，その介護に追われて子どもを十分にケアすることができなかった母親もしくは家庭環境の困難な状況の存在を示している可能性もある．

　また，事例のクライエントは「実は，小学校の頃から父が早く死なないかと思ってました．だから父が吐血して死んだときも，悲しいというよりも，自分が『早く死ねばよい』と思ったことが事実になり，まるで自分が父を殺してしまったような気持ちになりました」と語っている．このことから，父親との死別，介護に追われる母親から十分な心理的養育を受けることができなかった辛い時期について，罪業感も含む抑うつ的な気分も抱えていた(現在も抱えているかもしれない)ことがうかがわれる．

(4) 家庭(父親と母親の関係，家庭の状況など)

　心理臨床的な面接の場面では，家族関係や人間関係の問題が語られる中で，強い関連性をもって経済的困窮の問題に直面することが多い．

　このケースでも「父は月1回くらい，お酒をたくさん飲んで，母や私を叩くこともありました」の節から以下，クライエントのユウコさんが成育の過程で強いられてきた「低ケア」「愛情欠損」の状況が回想されている．重要なことは，経済的状況の厳しさそのものよりも，その状況を背景として母親がクライエントのユウコさんに，ユウコさんが必要とする養護を与える(与えようとしていることを表現する)余裕を示せなかったことを読み取るべきであろう．経済的に苦しくても，低養護にはならない親子関係も少なくないからである．

　具体的な回想箇所は，「うちの両親は子どもの目から見ても仲がよいとは

いえない夫婦でしたね．父はパチンコで相当な金額も浪費していましたし…．それで母がサラ金から借金をしたことなどが原因で，夫婦喧嘩も絶えず，母が突然実家に帰ってしまうこともよくありました」．また，家庭の経済状況の面での不安定と，母親の「愛情欠損的統制」が深く結びついていることが示唆される説明も続いている．即ち，「父の病気の治療で借金が残ってしまいましたから，母はパートを時間いっぱい入れて，いつも忙しそうに働いていました．家計も，家庭の雰囲気も，全然，余裕なかったですね．母は私より早く出かけて，仕事が終わると少し飲んで帰って来ました．普段ほとんど話はできませんでした．私は学校ではバレーボール部に入っていました．でも，制服やユニフォームが古くなっても他の子のようには買い替えることができませんでした．保健室の先生が，私の身長が伸びて制服がきつくなってしまっているのに気がついてくれたんです．先生は転校して行った子や卒業生が残して行った制服を保存していて，それをくださいました．私なりに気を遣って言わなかったせいもあるのですが，本当に母は何もしてくれませんでした」．

●日本語推薦図書

・新道幸恵，北村俊則　編集（監修：中野仁雄）(2005)「心理的問題をもつ妊産褥婦のケア　助産師による実践事例集」医学書院
・北村俊則(2003)「精神・心理症状学ハンドブック（第2版）」日本評論社
・津﨑哲郎(1992)「子どもの虐待」朱鷺書房．
・細江達郎　監訳(2001)「ナースのための臨床社会心理学〜看護場面の人間関係のすべて」北大路書房(Abraham, C., and Shanley, E. 1992. Social Psychology for Nurses: Understanding interaction in health care)

●引用文献

Ainsworth, M. D. S., Blehar, M. C., Waters, E., & Wall, S. (1978). *Patterns of attachment: a psychological study of the strange situation*. Hilsdale, N. J.: Earlbaum.
Arrindell, W. A., Hanewald, G. J. F. P., & Kolk, A. M. (1989). Cross-national constancy of dimensions of parental rearing style: the Dutch version of the

Parental Bonding Instrument (PBI). *Personality and Individual Differences, 10*, 949-956.

Beck, A. T., & Steer, R. A. (1987). *Manual for Revised Beck Depression Inventory*. New York: Psychological Corporation.

Bowlby, J. (1969). Attachment and loss. in *Attachment: vol. 1*, Basic Books: New York.

Boyce, P., Hickie, I., & Parker, G. (1991). Parents, partners or personality? Risk factors for post-natal depression. *Journal of Affective Disorders, 21*, 245-255.

Byrne, C. P., Velamoor, V. R., Cerovsky, Z. Z., Cortese, L. & Losztyn, S. (1990). A comparison of borderline and schizophrenic patients for childhood life events and parent-child relationships. *Canadian Journal of Psychiatry, 35*, 590-595.

Champney, H. (1941). The measurement of parent behavior. *Child Development 12*, 131-166.

Cicchetti, D., Rogosch, F. A., & Toth, S. L. (2006). Fostering secure attachment in infants in maltreating families through preventive interventions. *Development & Psychopathology, 18*, 623-49.

Cubis, J., Lewin, T., & Dawes, F. (1989). Australian adolescents' perceptions of their parents. *Australian and New Zealand Journal of Psychiatry, 23*, 35-47.

Gomez-Beneyto, M., Pedros, A., Tomas, A., & Aguilar, K., & Leal, C. (1993). Psychometric properties of the parental bonding instrument in a Spanish sample. *Social Psychiatry and Psychiatric Epidemiology, 28*, 252-255.

Heider, D., Matschinger, H., Bernert, S., Alonso, J., Angermeyer, M. C., & ESMeD/MHEDEA 2000 investigators (2006). Relationship between parental bonding and mood disorder in six European countries. *Psychiatry Research, 143*, 89-98.

Kazarian, S. S., Baker, B., & Helmes, E. (1987). The Parental Bonding Instrument: factorial structure. *British Journal of Clinical Psychology, 26*, 231-232.

Kendler, K. S. (1996). Parenting: a genetic-epidemiologic perspective. *American Journal of Psychiatry, 153*, 11-20.

Pitfield, M., & Oppenheim, A. N. (1964). Child rearing attitudes of mothers of psychotic children. *Journal of Child Psychology and Psychiatry, 69*, 51-7.

Roe, A., & Siegelman, M. (1963). A parent-child relations questionnaire. *Child Development 34*, 355-69.

Roth, P. (1961). *Portnoy's complaint*. London: Cape.

Kitamura, T., Shima, S., Sugawara, M., & Toda, M. (1993). Psychological and social correlates of the onset of affective disorders among pregnant women. *Psychological Medicine, 23*, 967-975.

Kitamura, T., Sugawara, M., Sugawara, K., Toda, M., & Shima, S. (1996). A psychosocial study of depression in early pregnancy. *British Journal of Psychiatry, 168*, 732-738.

Kitamura, T., Watanabe, M., Aoki, M., Fujino, M., Ura, C., & Fujihara, S. (1995). Factorial structure and correlates of marital adjustment in a Japanese population. *Journal of Community Psychology, 23*, 117-126.

Misri, S., Kostaras, X., Fox, D., & Kostaras, D. (2000). The impact of partner support in the treatment of postpartum depression. *Canadian Journal of Psychiatry, 45*, 554-558.

Murphy, E., Brewin, C., & Silka, L. (1997). The assessment pf parenting using Parental Bonding Instrument: two or three factors? *Psychological Medicine, 27*, 333-342.

Mackinnon, A. J., Henderson, A. S., Scott, R., & Duncan-Jones, P. (1989). The Parenting Bonding Instrument (PBI): an epidemiological study in a general population sample. *Psychological Medicine, 19*, 1023-1034.

Onstad, S., Skre, I., Togerses, S., & Kringlen, E. (1994). Family interaction: parental representation in schizophrenic patients. *Acta Psychiatrica Scandinavica, 384*, 67-70.

Parker, G. (1979). Parental characteristics in relation to depressive disorders. *British Journal of Psychiatry, 134*, 138-147.

Parker, G. (1983). *Parental overprotection: a risk factor in psychological development.* New York: Grune & Stratton.

Parker, G. Fairley, M. Greenwood, J., Jurd S. & Silove D. (1982). Parental representation of schizophrenics and their association with onset and course of schizophrenia. *British Journal of Psychiatry, 141*, 573-581

Parker, G., Tupling, H., & Brown, L. B. (1979). A parental bonding instrument. *British Journal of Medical Psychology, 52*, 1-10.

Parker, G. (1983). *Parental overprotection: a risk factor in psychosocial development.* New York: Grune & Stratton.

Perris, C., Jacobsson, L., Lindstrom, H., von Knorring, L., & Perris, H. (1980). Development of a new inventory assessing memories of parental rearing behaviour. *Acta Psychiatrica Scandinavica, 61*, 265-274.

Plantes, M. M., Prusoff, B. A., Brennan, J., & Parker, G. (1988). Parental representations of depressed outpatients from a U. S. sample. *Journal of Affective Disorders, 15*, 149-155.

Raskin, A., Boothe H. H., Reatig N. A., Schulterbrandt J. G., Odle, D. (1971). Factor analyses of normal and depressed patients' memories of parental behavior. *Psychological Reports, 29*, 871-879.

Rey, J. M. (1995). Perceptions of poor maternal care are associated with adolescent depression. *Journal of Affective Disorders, 34*, 95-100.

Rholes, W. S., Simpson, J. A., Campbell, L., & Grich, J. (2001). Adult attachment and the transition to parenthood. *Journal of Personality and Social Psychology, 81*. 421-435.

Rodriguez Vega, B., Bayon, C., Franco, B., Canas, F., Gaell, M. & Salvador, M. (1993). Parental rearing and intimate relationships in woman's depression. *Acta Psychiatrica Scandinavica, 88*, 192-197.

坂戸薫, 染谷俊幸(2000). Parental Bonding Instrument(PBI)とうつ病. 精神科診断学, 10, 399-407.

Sato, T., Narita, T., Hirano, S., Kusunoki, K., Sakado, K., & Uehara, T. (1999). Confirmatory factorial analysis of the Parental Bonding Instrument in Japanese population. *Psychological Medicine, 29*, 127-133.

Sato, T. Sakado, K., Uehara, T., Narita, T., Hirano, S., Nisioka, K. & Kasahara, Y. (1998). Dysfunctional parenting as a risk factor to lifetime depression in a sample of employed Japanese adults: evidence for the 'affectionless control' hypothesis. *Psychological Medicine, 28*, 737-742.

Sato, T., Sakado, K., Uehara, T., Nishikawa, K. & Kasahara, Y. (1997a). Perceived parental styles in a Japanese sample of depressive disorders: a replication outside Western culture. *British Journal of Psychiatry, 170*, 173-175.

Sato, T., Uehara, T., Sakado, K., Nisioka, K., Ozaki, N., Nakamura, M. & Kasahara, Y. (1997b). Dysfunctional parenting and a lifetime history of depression in a volunteer sample of Japanese workers. *Acta Psychiatrica Scandinavica, 96*, 306-310.

Schaefer, E. S. (1965). Children's reports of parental behavior: an inventory. *Child Development, 36*, 413-24.

Schvaneveldt, J. D. (1968a). Correlates of perceptions toward maternal overprotection. *Journal of Genetic Psychology, 112* (2d Half), 267-73.

Schvaneveldt, J. D. (1968b). Development of a film test for the measurement of perceptions toward maternal overprotection. *Journal of Genetic Psychology, 112* (2d Half), 255-66.

Solyom, L., Silberfeld, M., & Solyom, C. (1976). Maternal overprotection in the etiology of agoraphobia. *Canadian Psychiatric Association Journal, 21*, 109-113.

高橋誠一郎(2000). Parental Bonding Instrument(PBI)と摂食障害. 精神科診断学, 10, 417-427.
Tennant, C. (1988). Parental loss in childhood: its effect in adult life. *Archives of General Psychiatry, 45*, 1045-1050.
竹内美香, 鈴木忠治, 北村俊則(1989). 両親の養育態度に関する因子分析的研究. 周産期医学, 19, 852-856.
Uehara, T., Sato, T., Sakado, K. & Someya, T. (1998). Parental Bonding Instrument and the Inventory to Diagnose Depression Lifetime version in a volunteer sample of Japanese workers. *Depression and Anxiety, 8*, 65-70.
Uji, M., Tanaka, N., Shono, M., Kitamura, T. (2006). Factorial structure of the Parental Bonding Instrument (PBI) in Japan: a study of cultural, developmental, generational, and sexual influences. *Child Psychiatry and Human Development, 37*, 115-132.
Warner R., & Atkinson, M. (1988). The relationship between schizophrenic patients' perceptions of their parents and the course of their illness. *British Journal of Psychiatry, 153*, 344-353.
Zweig, F. H. & Paris, J. (1991). Parent's emotional neglect and overprotection according to the recollections of patients with borderline personality disorder. *American Journal of Psychiatry 148*, 648-651.

第9章
児童虐待

宇治　雅代

理論の紹介

1. 児童虐待 child abuse の概念

　1962年に Kempe, Silverman, Steele, Droegemuller, & Silver (1962) が，保護者が殴打することによって生じる，骨折，硬膜下血腫，軟部組織の腫脹などによって特徴づけられる子どもの臨床像を battered child syndrome というフレーズで枠付けした．この battered child syndrome は「被虐待児症候群」という日本語に翻訳されているが「虐待」と翻訳するのは正確ではなく，殴打された子どもに生じた一連の身体的な外傷症状そのものを指すものであった．当初は，まだ児童虐待 child abuse という用語は存在しなかったが，現在の児童虐待 child abuse の概念よりも battered child syndrome のそれは，かなり明確で限定されたものであった．1970年ころに child abuse という言葉が出始め，battered child syndrome にとって代わった当初は battered child syndrome とほぼ同じ概念であったが，abuse はその範囲が不明確でその包含する内容が時代とともに変化する可能性を秘めており，実際に20世紀の後半30年にはその内容が急激に拡大してきた．child abuse という言葉は，いわゆる弱者とされる人たちを擁護しようとする他の運動と連動して起こってきたものとされる．その中の1つが女

性運動であり battered wives（殴打される妻）などといった言葉に代表される．だが後には児童虐待から胎児虐待という概念までに拡大され薬物乱用を取り締まろうとしたり，児童虐待が離婚の際における正当化するための理由として持ち込まれたりするようになり，本来の目的とは異なるものに使用される道具と化していっているという側面も否定できない．また人の行為を abusive（虐待的）であると判断する言葉の権力性について言及し，人の行為を均一化，矯正しようとする大きな動きが存在することを述べている学者もいる（Hacking, 1990）．

　以上に述べたように，虐待という言葉の誕生や変遷に関しては，大きな政治社会的な流れに連動している部分もあるのであろう．しかし他方で，親から子どもへの生命に重大な影響を及ぼすほどの深刻な暴力や，あまり表面化しにくいが性的関係の強要が生じているのは現実であり，そうした場合には緊急介入を要し，現場ではさまざまな職種の人が尽力している．専門家が介入することによって対する親からの反発が生じる場合も多く，専門家においては，どのような場合にどのような形で介入するかという柔軟な判断をすることが望まれる．その際の基準としての，児童虐待の定義と範囲は必要である．現在，児童虐待は，①身体的虐待，②心理的虐待，③性的虐待，④ネグレクトの4つに分類されることが多い（Finkelhor & Korbin, 1988）．一応の目安として，2000年5月17日に成立した児童虐待防止法による児童虐待の定義を表14に示した．ここに記載されている内容の行為が，保護者（親権を行う者，またはそのほかの者で児童を現に監護するもの）により行われた場合に，児童虐待とされる．

　また精神科臨床においては，過去を振り返る形でかつて親から虐待を受けていたと述べる人と関わる機会も稀ではなく，こうした人は過去の親へのイメージを治療者に向ける傾向もあるために治療者も非常に苦労を強いられることが多い．ときとしてこれらの人と関わりつづけることで，治療者の機能がうまく果たせなくなったり治療者の心身の健康が危うくなったりするため，これらの人によりよいサポートを提供するのが困難な場合もある．序章で提示されたユウコさんの事例はかつての被虐待体験が大人に

表14. 児童虐待防止法による「虐待」の内容

1	身体的虐待　生命，健康に危険のある身体的暴行
	・外傷としては打撲傷，あざ，骨折，頭部外傷，刺傷，たばこによる火傷など
	・生命に危険のある暴行とは，首を絞める，殴る，蹴る，投げ落とす，熱湯をかける，布団蒸しにする，おぼれさせる，逆さづりにする，異物を飲ませる，食事を与えない，冬戸外に締め出す，縄などにより一室に拘束するなど．
2	性的虐待　性交，性的暴行，性的行為の強要
	・子どもへの性交，性的暴行，性的行為の強要
	・性器や性交を見せる
	・ポルノグラフィーの被写体などに子どもを強要する．
3	ネグレクト　保護の怠惰や拒否により健康状態や安全を損なう行為
	・子どもの健康，安全への配慮を怠っているなど．例えば，①家に閉じ込められる(子どもの意思に反して学校に行かせない)．②重大な病気になっても病院に連れて行かない．③乳幼児を残したままたびたび外出する．④乳幼児を車の中に放置するなど．
	・子どもにとって必要な情緒的欲求に応えていない(愛情遮断など)．
	・食事，衣服，住居などが極端に不適切で，健康状態を損なうほどの無関心，怠惰など．例えば，①適切な食事を与えない．②下着など長期間ひどく不潔なままにする．③極端に不潔な環境で生活させるなど．
	・親がパチンコに熱中している間，乳幼児だけを家に残して火災に子どもが焼死したりする事件もネグレクトという虐待の結果であることに留意すべきである．
	・子どもを遺棄する．
4	心理的虐待　暴言や差別など心理的外相を与える行為
	・言葉による脅かし，脅迫など
	・子どもを無視したり，拒否的な態度を示すことなど
	・子どもの心を傷つけることを繰り返し言う
	・子どもの自尊心を傷つける言動など
	・他の兄弟とは著しく差別的な扱いをする

なって語られている症例の一例であり，そうした事例に対してどのように考えるかということについては後ほど述べることにする．

2．児童虐待の頻度

　ここで，どの程度の頻度で児童虐待とされる現象が生じているのかについて簡単に触れておきたい．「児童虐待は日本では増えていますか？」とか「児童虐待は多いですか？」などといった質問をされることが多いが，対象

とする行為をどの程度に扱うかによってその頻度はさまざまである．Giovannoni(1989)は，1年間当たり1,000人の子どもに対して3.4-10.5人の子どもが虐待されていると報告している．Straus and Kantor(1994)は，児童虐待を身体的なものにのみ絞って(拳で殴打する，蹴る，物で殴る，火傷させるなど)2,000組の親を対象に，その頻度を調査しているが，それによればその調査の1年以内に11%の親がこのような行為をおかしていると報告している．

欧米の疫学調査の多さ(Finkelhor, Ormrod, Turner, & Hamby, 2005; Hulme & Agrawal, 2004; Jones, Finkelhor, & Halter, 2006; Nobes & Smith, 2000; Paulsen, 2003; Sariola & Uutela, 1992; Simons, Johnson, & Conger, 1994)に比較して，日本における調査は大変少ない．日本での疫学調査では，Kitamura, Kitahara, Koizumi, Takashi, Chiou, & Fujihara (1995)が，18歳以上の一般人口を対象にして調べたところ，かつて親によって，叱責された人，平手打ちをされた人，拳で殴られた人，物で殴られた人，そして火傷させられた人の頻度を調査している．父親からこのような行為を受けたと報告した人は22%，15%，8%，2%，0%であったのに対し，母親からこのような行為を受けたと報告した人は15%，4%，2%，2%，1%であった．これらすべてのケースを児童虐待という枠組みで見るか否かについては，さまざまな議論があるかもしれないが，しかしながら日本でこのような研究がなされるようになったことで，より適切な育児とはどのようなものかについて考えようとする動きに貢献することになったという点では意味深い．

また別の研究においては，Kitamura, Kijima, Iwata, Senda, Takahashi, & Hayashi(1999)は，虐待とされる行為の範囲の広がりに伴って，その範囲を身体的なものに限定せずに心理的な虐待の頻度についても報告している．この研究では東京のある会社の新入女性社員98人を対象に調査がなされた．著者らが心理的虐待の範囲に組み込んだ親の行為は，心理的ネグレクト，子どもを脅す，子どもに恥をかかせるといったものであった．父親からこのような行為を受けたと記載した参加者はそれぞれ5%，3%，1%で

あったのに対し，母親からこのような行為を受けたと記載した参加者は9％，5％，2％であった．もちろん，同じ行為を受けても，ある子どもは「恥をかかされた」と思い，別の子どもはそのようには受け止めないかもしれない．つまり，当時の親子関係，当時の子どもの年齢，子どもの認知様式や子どものパーソナリティなど，「心理的にネグレクトされた」とか「恥をかかせられた」とか「脅された」といった子どもの認識を生み出す要素は限りなく想定される．したがって，心理的虐待に関する質問項目に対する回答は身体的虐待に関するそれに比較してより主観的なものとなりうる．虐待が身体的なものに限らず，心理的虐待という概念が生まれるとともに，虐待とされる行為が拡大し，さらには人々の虐待に対する意識も増して，虐待とされる行為の頻度は上昇傾向を示しているといえよう．

3. 児童虐待とその長期転帰に関する研究

児童虐待 child abuse と battered child syndrome の異なるところは，その概念の広さのみではない．児童虐待 child abuse は battered child syndrome に比較して，より心理化された用語である．battered child syndrome は身体的な外傷に着眼している用語であったために，この用語が使用されている時代には，こうした問題に主として携わっていたのは，小児科医，放射線科医や整形外科医など，身体を診る医師であった．この用語が誕生する前，つまり Kempe 以前にも多くの放射線科医や法医学者によって親の殴打によって死亡した子どもの例が発表されている(Brockington, 1996)．それに対して児童虐待 child abuse というのは，先にも述べたように性的虐待，心理的虐待そしてネグレクトなども含まれ，その出来事そのものよりもその出来事が子どもに与える短期的および長期的心理的影響に焦点を置いた用語となっている．この流れは世の中のトラウマ言説の流行や心理化の流れにのったものであると考えられる(斉藤，2003)．したがって，児童虐待という言葉が行きわたった現在においては，これに取り組む専門家は臨床心理士であったり精神科医であったりすることが増えた．もちろん，身体的外傷が存在したりもしくは疑われたりする場合にお

いては，必要に応じて身体科の医師による診察や治療が必要不可欠であることは言うまでもない．

　虐待の及ぼす心理的影響に注目されるにつれて，児童虐待とその長期予後について研究した論文はこの20年間の間に急増している(例えばBifulco & Moran, 1998; McCord, 1995)．そういった論文をここで個々に取り上げてみたい．

　Mullen, Martin, Anderson, Romans, & Herbison (1993)は，子どものころの性的虐待は，成人になってからの抑うつ不安障害を2倍に増幅させ，摂食障害を20倍増幅させるとしている．そのほかにも，自殺企図，身体化障害，境界型パーソナリティ障害，多重人格，薬物乱用などの問題も増加するとしている．さらに，重度の性的虐待は，より予後が不良であり，性的虐待を経験した女性の半数近くが親密な関係を築くことに関しての問題を有しており，また性関係の問題も抱えている(Mullen, Martin, Anderson, Romans, & Herbison, 1994)．

　身体的虐待も大人になってからの精神疾患や行動に影響を与えるとされている(Coid, Petruckevitch, Chung, Richardson, Moorey, & Feder, 2003; Downs & Miller, 1998; Haapasalo & Moilanen, 2004; Herrera & McCloskey, 2003; Malinosky-Rummell & Hanses, 1993; Salzinger, Feldman, & Hammer, 1993)．薬物乱用，感情障害(Blatt & Homann, 1992; Koopman, et al., 2007; Koverola, Papas, Pitts, Murtaugh, Black, & Dubowitz, 2005; Teicher, Samson, Polcari, & McGreenery, 2006; Yamamoto, Tanaka, Fujimaki, Iwata, Tomoda, & Kitamura, 1999)，犯罪，暴力的行動(Bor & Sanders, 2004; Skuja & Halford, 2004)，自傷行為，自殺，対人関係の困難さ(Cast, Schweingruber, & Berns, 2006; Elliot, Cunningham, Linder, Colangelo, & Gross, 2005; Higgins & McCabe, 2003)，さらには精神病性症状(Bebbington, et al., 2004; Janssen, et al., 2004; Spauwen, Krabbendam, Lieb, Wittchen, & van Os, 2006)などがその例としてあげられる．Downs and Rindels (2004)は，被虐待経験のある女性と，被虐待経験のない女性と，父親が不在の環境の中で育った女性の

3群を抑うつの程度において比較している。その結果，被虐待体験のある女性では，その他の2群に属する女性よりも有意に抑うつの程度が高かったとしている。

　また，心理的虐待と，その長期予後としての抑うつ，不安，身体症状との関係で研究をしているのが Spertus, Yehuda, Wong, Halligan, & Seremetis, (2003)である。その結果，他の虐待，つまり身体的虐待，性的虐待の影響を取り除いても，心理的虐待は抑うつ，不安，身体症状を増加させたと結論付けている。Hart and Brassard(1987)も，心理的虐待の抑うつ，不安，心的外傷後ストレス障害との関連に注目している。さらに Briere, & Runtz(1988)は，自殺との関連で，Johnson, Cohen, Smailes, Skodol, Broen, & Oldham(2001)はパーソナリティ障害との関連で，心理的的虐待を研究している。また，Briere and Runtz(1988)や Ney, Fung, & Wickett (1994)は，虐待のタイプがいくつか重なると，その影響は単独の虐待よりもかなり大きなものになるとしている。

　ネグレクトが以降の児の外向性問題の危険因子であるという報告もある(Lounds, Borkowski, & Whitman, 2006)。

　これらいろいろな虐待のタイプと後の精神疾患との関連が述べられてきたが，児童期の逆境的な被養育体験の長期予後との関連で最も論じられる疾患がうつ病である。Mullen, Martin, Anderson, Romans, & Herbison (1993)によれば，子どものときに性的虐待を経験していた母親の13％がうつ病であったのに対し，性的虐待を経験していない母親の5％がうつ病であったとしている。Surrey, Swett, Michaels, & Levin(1990)によれば，感情障害を有する者の38％が児童期に性的虐待を経験していて，59％が児童期に身体的虐待を経験していたと述べている。Ferguson and Dacey (1997), Ney(1987), Gross and Keller(1992), Egeland, Sroufe, & Erikson (1983)は，身体的虐待よりも，心理的虐待のほうが，よりうつ病に罹患することへの影響力が大きかったことを述べている。

　Kitamura, Sakamoto, Yasumiya, Sumiyama, & Fujihara(2000)は，一般人口を対象として，過去の児童虐待の体験と，うつ病との関連性につ

いて説明している．この研究は身体的虐待のみに絞っているが，母親から虐待を受けた場合には後にうつ病を促進するのに対し，父親の虐待はうつ病発症に影響を及ぼさなかったとしている．同様に，母親からケアを受けられなかった場合にはうつ病に対しての影響が出るのに対し，父親からのケアの欠如は影響が出なかったという結果が示されている．逆に，父親の過保護が後のうつ病の発病に対して促進的な影響を及ぼしていたのに対し，母親の過保護に関してはこれが当てはまらなかったとしている．日本における他の地域の住民を対象に行った調査でも同様の所見が報告されている (Yamamoto, et al., 1999)．

Fiddler, Jackson, Kapur, Wells, & Creed (2004) は，身体科 (消化器内科，循環器内科，神経内科) を受診した患者のうち，子どものころに虐待 (親の子どもへの憎悪，ネグレクト，身体的虐待，性的虐待，心理的虐待) を受けている患者のほうが虐待を受けなかった患者よりも，身体科を受診する頻度は高かったという結果を示した．さらに身体疾患モデルを用いて説明できない自覚症状を有する患者においては，子どものころの虐待と受診回数の間を，身体症状の数と抑うつの程度が介在していた．

Bell and Belicki (1998) は，電話番号でランダムに抽出した 109 人の虐待を経験していない人と 34 人の虐待をされた人において，Center for Epidemiologic Studies Depression Scale (CES-D: Radloff, 1977) を用いて，現在の抑うつの程度を調べている．この場合に，虐待は，性的虐待，身体的虐待，心理的虐待の 3 種類が含まれている．残念ながら，参加者の数が少なかったために，虐待のタイプ別に分けて，それらの長期的影響を比較できていないが，結論は虐待群では非虐待群に比較して CES-D の値が有意に高かった．

このように多くの論文が学術雑誌に掲載されているが，児童虐待が発生するような状況においては，それに付随する他の問題─例えば両親の不和，親の精神疾患，貧困や児の出生にまつわる経緯など─が無数にあり，純粋に「児童虐待」による長期的な影響を同定するのは困難であるし，結果が産出されても，被虐待体験と○○障害は何らかの関係があるかもしれない

という程度である．そしてこのような理論は予測（現在虐待をされている児童が後にどのような精神科的な疾患にわずらうか，心理的不適応に陥るかという予測）には役立つものではなく，過去の体験と現在の状態との間の因果関係を心理学的に遡及的に再構成する方法（心理的不適応状態に陥っている成人の現在の状態をかつての被虐待体験で説明すること）に過ぎない．さらにこの方法によって産出された結果が医療従事者やその他のあらゆる人々に影響をもたらすという側面もあるということに臨床家は自身や患者の言動や行動の中に感じ取ることができる．

4. 児童虐待からうつ病発症へのプロセスについての理論

　実証的研究では，被虐待関係と後のうつ病は何らかの関係があるという結論に至ったものが多いが，そのメカニズムについて説明しようとしている研究者もいる．過去の被虐待体験と，大人になってからのうつ病への経路について，Harris, Brown, & Bifluco(1990)は2つの経路をあげた．1つ目はうつ病を発現させやすくする環境要因の積み重ね，つまり結婚前の妊娠，低い社会階級，不十分な情緒的サポート，そして逆境的なライフイベントが，うつ病に陥りやすい状況をつくるという説明である．第二の説明は，子どものころの虐待が認知様式を変えてしまい，ストレッサーに脆弱になってしまうという self system（自己システム）を利用したものである(Brown & Moran, 1994)．この理論は，この後で述べる Beck, Rush, Shaw, & Emery(1979)の理論，つまり生命を脅かすようなライフイベントは，自己，世界，未来に対しての情報処理に悪影響の認知機能を活性化するというものと類似している．2つの理論の相違点としては，Brown and Moran (1994)の理論は被虐待体験が認知様式を変化させてしまうというのに対して Beck, Rush, Shaw, & Emery(1979)の理論では過去に虐待を被った際の認知様式がいったんは潜在化するのだが，後にストレッサーが生じた際に再びその認知様式が顕在化するということであろう．

　Crouch, Milner, & Caliso(1995)は，子どものときの知覚されたソーシャルサポートと児童期の被虐待体験が，女子大生のうつ病と，今後自分自身

の子どもを虐待する可能性との関係を調べている．その結果，児童期の知覚されたソーシャルサポートは，大人になってからのうつ病および今後自分自身の子どもを虐待する可能性を低くする．また子どもの時期に虐待されなかったことは，現在のうつ病を軽減することはなかったが，今後自分自身の子どもを虐待する可能性を低くした．しかし，被虐待歴のある場合にもない場合にも，児童期に知覚されたソーシャルサポートは，虐待を軽減することから，児童期のソーシャルサポートが重要であるという結論に至っている．

5．児童虐待と産後うつ病の関係

　産後うつ病が，独立した疾患ではないという説もある．Cooper, Cambell, Day, Kennereley, & Bond (1988) や Bratfos and Haug (1966) は産後にとくにうつ病の発病が多くなるというわけではないので，その独立性に疑問を抱いている．しかしながら，育児困難を伴い，児への影響が出ることが懸念されるというのが (Downey & Coyne, 1990)，臨床的に産後うつ病という独立した疾患として扱う理由の1つである．しかし，うつ病の中で，産後に発症するものだけに限ると，母親自身の過去の被虐待体験との関連で述べる論文はほとんど存在しない．臨床的にも，産後うつ病に罹患している母親の口から，被虐待体験が，他の疾患の人よりも多く語られるという印象は少ない．

　その数少ない論文の中で，O'Hara (1998) らは，初産婦が産後うつ病を発病するか否かということにおいて，親との関係が何故重要なのかについて述べている．第一の理由は，それまでの母親自身の親，とくに母親との葛藤が強ければ，出産によって親になるということで自分自身への両価的な感情を抱くであろうということである．第二の理由は親との関係が悪ければ，現在の親からのソーシャルサポートが得られにくいということである．第一の理由が，産後うつ病と過去の虐待体験との関係を説明するかもしれない．虐待が生じるような環境では，当然，親との間に葛藤があったであろうし，よい親のイメージが内在化できずにきているであろう．そのため

出産して親になった自分自身に対しても両価的な感情を抱きやすくなってしまい，育児に自信をなくし抑うつ的になってしまう可能性があるという説明である．

　Buist(1998)は，児童虐待，産後うつ病と育児困難に関する過去の論文をレビューしている．「虐待の連鎖」という観点から，これらを説明している．つまり，虐待を受けた母親は自らが母親になったときに虐待をしてしまうという世代間伝達である．Buist(1998)によれば，女性が妊娠すると，その胎児への態度は，過去の体験によって影響を受ける．つまり，過去に虐待されていた女性は，よい親のモデルを内在化していないので，適切に育児ができないというものである．それに伴い抑うつ傾向に陥りやすいことも容易に想像できる．Buist(1998)はさらに被虐待体験のある女性は，性的な関係における困難さ，離婚，単身生活の傾向そして現在の家庭内暴力の頻度が高いことを述べている．また被虐待体験のある女性は，予期しない妊娠の可能性が高く，これが児へのネガティブな感情につながり，虐待するのではないかという説明もしている．Main and Goldwyn(1984)によれば，自分がかつて親から拒絶されていたと体験している母親は，自身の子どもを拒絶する傾向があると述べている．Kunston(1995)は，世代間伝達にも触れており，被虐待体験のある子どもの30%が虐待をするのだと結論付けている．しかしながら他方でWidom(1989)は，虐待を受けた子どもの多くは，将来において，虐待をしたり，暴力的になったりしないと述べている．Herman(1992)もその著書『心的外傷と回復』の中で，同様のことを述べている．

　また，産後にうつ病を罹患するメカニズムとして，木村(1975)は発病状況論的な視点から，Luft(1964)を紹介している．それによれば，出産とともに芽生える育児本能からの要求によって，母親の内面的秩序の構造変化が起こり，この変化には十分には対応できないという点である．Douglas(1963)は，それまで親に依存していた女性が依存される立場になるという内面的な転換で産後うつ病を説明している．したがって，これらの論文の中には幼少期の被虐待体験についての言及はない．

先ほど述べた Beck, Rush, Shaw, & Emery(1979)の理論，つまり最近のライフストレッサーが，潜在的な類似のスキーマを活性化するという理論を過去の被虐待体験と産後うつ病との関係に当てはめて考えると，子どものときの被虐待体験がスキーマとして内在化している人においては，産後の新たな親子関係を体験することがストレッサーとなり，眠っていたスキーマが活性化してうつ病になると説明することも可能である．Brewin, Hunter, Carroll, & Tata(1996)は，こどものときの被虐待体験の侵入的な記憶が強いほど，抑うつ的になるという結果を出している．

　Maughan and McCarthy(1997)は，子どものころの逆境的な体験(両親の離婚，子どものころの被虐待体験，施設で養育された体験)が，大人になってからのうつ病や反社会的行動の発現にどのように影響するかということを研究した論文をレビューする中で，虐待についての記憶の問題に言及している．過去の被虐待体験と後の精神疾患の関係を検証しようとする多くの論文は，遡及的回顧的な研究であるために，記憶のバイアスがかかるということである．また過去の記憶の想起は現在の精神状態に影響される部分が大きいのはよく知られていることであり，うつ病に罹患している人のほうがより過去のネガティブな体験を想起しやすい(Fogarty & Hemsley, 1983)．したがって，産後うつ病に罹患している人のほうが，産後うつ病に罹患していない人よりも過去の被虐待体験の報告件数が多かったとしても，産後うつ病を患っている人のほうが実際に過去により頻回に虐待を受けていたという結論は単純には下せない．また先にも述べたがこれらの説明は後付けで加えられる説明であり，虐待とされる行為をこうむってしまった子どもが後に精神疾患にかかるか否かの予測はできない．

事例に戻って

　さて，事例のユウコさんに対して児童虐待をどのように考えるのかを検討してみたい．ユウコさんの話によると，お母さんは切れやすく，ユウコさんは小突かれたり，タバコの火を押し付けられたりしていたと述べてい

る．さらに，父親のパチンコ癖，母親のサラ金，母親がユウコさんを置いて実家に帰るなど，悲惨な過去が語られている．とくにユウコさんの場合には，現在が抑うつ状態にあって，思い出されることといえば，このような辛い出来事ばかりなのかもしれない．

　この母親の行為が実際に，現在，未成年の子どもに行われているということであれば，児童虐待防止法にのっとってソーシャルワーク的に緊急に介入することが必要である．だが，このユウコさんの場合は，現在産後うつ病に陥っている女性の言葉の中で，過去の体験として語られたかつての両親の行為なので，実際にどのように対応するかについては，その介入がユウコさんにもたらす影響を考えると，かなり慎重でなければならない．

　先に述べたような精神医学的，もしくは心理学的知識は専門家が患者理解をするのに役立ちうる．そして多くの臨床家は，このような過去の悲惨な被虐待体験（身体的虐待，心理的虐待）と産後うつ病を関連付けるかもしれない．しかし，こうした一般化された知識によってユウコさんの個人史が見逃されてはいけない．さらにユウコさんの過去の体験の内容も重要であろうが，同時にユウコさんがかつての両親の話をわれわれに打ち明けた背景や意図について思いをめぐらせることも重要である．これはかつてのユウコさんと両親の関係を第三者的に観察する立場から，直接ユウコさんと関わる立場へのわれわれの転換である．ユウコさんのように少なくとも今の時点においては，自分を支えてくれるような両親像をもてないでいる人は，一人では現在の苦痛な状況を切り抜けることが困難であり，そのために一緒に切り抜けるための親的なケアや支えを必要としているのかもしれない．また抑うつの程度が重篤な場合には，言葉でのやり取りよりも，温かく見守り，ユウコさんが受け入れるのであれば，傍についていて，自然に回復してくるのを待つわれわれの姿勢が大事であろう．

　専門家が，この体験を虐待と呼ぶことの弊害として他に考えられるものは，専門家自身がストーリーを構成したりゆがめたりすることである．専門家が，道徳的感情を判断 judge の道具としてユウコさんの親を非難することは専門家がユウコさんの語りを最後まで追うことができずに，ユウコ

さんに先回りした形でユウコさんの親に憤りをぶつけていることになるのかもしれない．注意すべきことは，単純に「父母が悪いから，このようになった」というストーリーで落ち着いて，専門家とユウコさんが結託して第三者（この場合は両親）に憤怒することで終息することが決して望ましいことではないということである．このパターンでは，いったんは落ち着くように見えても，実際にはユウコさんの自律が奪われてしまい，自己効力感は麻痺してしまうことになるだろう．

また専門家によって親の行為を「虐待的 abusive な行為」と判断されることで，ユウコさんは「虐待された被害者」と専門家によって定義されたことになり，何か自分の体験にそぐわない感覚を抱くかもしれないし，ひどく衝撃を受けるかもしれない．このような違和感，衝撃は，ときとしてどのような言葉でもってしても表現されえないようなものであり得るし，さらにそのような主観的体験は意識されない場合もある．ユウコさんは何かすっきりしないものを自分の中に感じながらも，意識化できずに苦しむかもしれない．つまり専門家も，さらにはユウコさん本人すらも気がつかないところで，ユウコさんはさらに傷つきが増えてしまう可能性がある．

もしユウコさんの口から「私は両親から『虐待』された」と語られたのであれば，ユウコさんがどのような意図で「虐待」という言葉を使用したかについて耳を傾けなければならない．両親への憤怒であるかもしれないし，自分の現在の症状を説明する原因を求めているのかもしれないし，それともユウコさんを今とりまく周囲の人々（この場合，実際に介入している専門家をも含む）との関係がそのような母親や父親との関係を反映していて過去のネガティブな体験だけがよみがえってくるのかもしれない．このようにユウコさんの個別性に沿ってユウコさんの言葉の背後にある意図について考えてみる必要はある．

またユウコさんは，過去の自身の辛い体験を踏まえて，自分は母親のようにはなるまいと思い，「自分の子どもにとって世界一の母親」になろうと思って努力している．こういう姿勢に対してねぎらいの言葉，態度を示すことも忘れてはならない．

ユウコさんのストーリーを大切に扱うことなしに，過去の体験に関してのユウコさんの考え方，ストーリーの内容に転機が訪れることはない．われわれはユウコさんのストーリーの聴き手でもあり，参加者にもなるのである．われわれが細やかにユウコさんに接することでユウコさんの口からこれまで語られなかった新たな体験が，ストーリーの中に付与されていくことも起こりえるのである．

●日本語推薦図書

- 岩井泰子(1998)．児童虐待．臨床精神医学講座　第11巻児童青年期精神障害（松下正明編），327-338．中山書店．
- 奥山真紀子(2000)．児童虐待．臨床精神医学講座　S6巻外傷後ストレス障害（PTSD）（松下正明編），204-214．中山書店．
- 西澤哲(1999)．こどもの虐待．誠心書房．
- 西澤哲(2001)．トラウマの臨床心理学．金剛出版．
- ジュディス・L・ハーマン(2002)．心的外傷と回復．中井久夫訳．みすず書房．

●引用文献

Bebbington, P. E., Bhugra, D., Brugha, T., Singleton, N., Farrell, M., Jenkins, R., Lewis, G., & Meltzer, H. (2004). Psychosis, victimization and childhood disadvantage: evidence from the second British National Survey of Psychiatric Morbidity. *British Journal of Psychiatry, 185*, 220-226.

Beck, A. T., Rush, A. J., Shaw, B. F., & Emery, G. (1979). *Cognitive therapy of depression.* New York: Wiley.

Bell, D., & Belicki, K. (1998). A community-based study of well-being in adults reporting childhood abuse. *Child Abuse & Neglect, 22*, 681-685.

Bifulco, A., & Moran, P. (1998). *Wednesday's child: research into women's experience of neglect and abuse in childhood, and adult depression.* London: Routledge.

Blatt, S. J., & Homann, E. (1992). Parent-child interaction in the etiology of dependent and self-critical depression. *Clinical Psychology Review, 12*, 47-91.

Bor, W., & Sanders, M. R. (2004). Correlates of self-reported coercive parenting of preschool-aged children at high risk for the development of conduct disorder. *Australian and New Zealand Journal of Psychiatry, 38*, 738-745.

Bratfos, O., & Haug, J. O. (1966). Puerperal mental disorders in manic-depressive females. *Acta Psychiatrica Scandinavica, 42*, 285.

Brewin, C. R. (1989). Cognitive change processes in psychotherapy. *Psychological Review, 96*, 379-394.

Brewin, C. R., Hunter, E., Carroll, F., & Tata, P. (1996). Intrusive memories in depression: an index of schema activation. *Psychological Medicine, 26*, 1271-1276.

Briere, J., & Runtz, M. (1988). Multivariate correlates of childhood psychological and physical maltreatment among university women. *Child Abuse & Neglect, 12*, 331-341.

Brockington, I. F. (1996). *Motherhood and Mental Health*. Oxford: Oxford University Press.

Brown, G. W., & Moran, P. (1994). Clinical and psychosocial origins of chronic depressive episodes. *British Journal of Psychiatry, 165*, 447-456.

Buist A. (1998). Childhood abuse, postpartum depression and parenting difficulties: a literature review of associations. *Australian and New Zealand Journal of Psychiatry, 32*, 370-378.

Cast, A. D., Schweingruber, D., & Berns, N. (2006). Childhood physical punishment and problem solving in marriage. *Journal of Interpersonal Violence, 21*, 244-261.

Coid, J., Petruckevitch, A., Chung, W.-S., Richardson, J., Moorey, S., & Feder, G. (2003). Abusive experiences and psychiatric morbidity in women primary care attenders. *British Journal of Psychiatry, 183*, 332-339.

Cooper, P. J., Cambell, E., Day, A., Kennereley, H., & Bond, A. (1988). Nonpsychotic psychiatric disorder after childbirth. *British Journal of Psychiatry, 152*, 799-806.

Crouch, J. L., Milner, J. S., & Caliso, J. A. (1995). Childhood physical abuse, perceived social support, and socioemotional status in adult women. *Violence and Victims, 10*, 273-283.

Downs, W. R. & Miller, B. A. (1998). Relationships between experiences of parental violence during childhood and women's self-esteem. *Violence and Victims, 13*, 63-77.

Downs, W. R., & Rindels, B. (2004). Adulthood Depression, Anxiety, and Trauma Syndrome: a comparison of women with nonabusive, abusive, and absent father figures in childhood. *Violence and Victims, 19*, 659-671.

Downey, G., & Coyne, J. (1990). Children of depressed parents: an integrative review. *Psychological Bulletin, 108*, 50-76.

Egeland, B., Sroufe, L. A., & Erikson, M. (1983). The developmental consequences of different patterns of maltreatment. *Child Abuse & Neglect, 7*,

459-469.
Elliot, G. C., Cunningham, S. M., Linder, M., Colangelo, M., & Gross, M. (2005). Child physical abuse and self-perceived social isolation among adolescents. *Journal of Interpersonal Violence, 20*, 1663-1384.
Ferguson, K. S., & Dacey, C. M. (1997). Anxiety, depression, and dissociation in women health care providers reporting a history of childhood psychological abuse. *Child Abuse & Neglect, 21*, 941-952.
Fiddler, M., Jackson, J., Kapur, N., Wells, A., & Creed, F. (2004). Childhood adversity and frequent medical consultations. *General Hospital Psychiatry, 26*, 367-377.
Finkelhor, D., & Korbin, J. (1988). Child abuse as an international issue. *Child Abuse & Neglect, 12*, 3-23.
Finkelhor, D., Ormrod, R., Turner, H., & Hamby, S. L. (2005). The victimization of children and youth: a comparative, national survey. *Child Maltreatment, 10*, 5-25.
Fogarty, S. J., & Hemsley, D. R. (1983). Depression and the accessibility of memories: A longitudinal study. *British Journal of Psychiatry, 142*, 232-237.
Giovannoni, J. (1989). Definitional issue in child maltreatment. In D. Cicchetti & V. Carlson (Eds.), *Child maltreatment: theory and research on the causes and consequences of child abuse and neglect* (pp.3-37). Cambridge, UK: Cambridge University Press.
Gross, A. B., & Keller, H. R. (1992). Long-term consequences of childhood physical and psychological maltreatment. *Aggressive Behavior, 18*, 171-1.
Haapasalo, J., & Moilanen, J. (2004). Official and self-reported childhood abuse and adult crime of young offenders. *Criminal Justice and Behavior, 31*, 127-149.
Hacking, I. (1990). The making and molding of child abuse. *Clinical Inquiry, 17*, 253-288.
Harris, T., Brown, G. W., & Bifluco, A. (1990). Loss of parent in childhood and adult psychiatric disorder: a tentative overall model. *Developmental Psychopathology, 2*, 311-328.
Hart, S. N., & Brassard, M. R. (1987). A major threat to children's mental health: psychological maltreatment. *American Psychologist, 42*, 160-165.
Herman, J. L. (1992). *Trauma and recovery*. New York: Harper Collins Publishers.
Herrera, V. M., & McCloskey, L. A. (2003). Sexual abuse, family violence, and female delinquency: findings from longitudinal study. *Violence and Victims, 18*, 319-334.

Higgins, D. J., & McCabe, M. P. (2003). Maltreatment and family dysfunction in childhood and the subsequent adjustment of children and adults. *Journal of Family Violence, 18*, 107-120.

Hulme, P. A., & Agrawal, S, (2004). Patterns of childhood sexual abuse characteristics and their relationships to other childhood abuse and adult health. *Journal of Interpersonal Violence, 19*, 389-405.

Janssen, I., Krabbendam, L., Bak, M., Hassen, M., Vollebergh, W., de Graaf, R., et al. (2004). Childhood abuse as a risk factor for psychotic experiences. *Acta Psychiatric Scandinavica, 109*, 38-45.

Johnson, J. G., Cohen, P., Smailes, E. M., Skodol, A. E., Broen, J., & Oldham, J. M. (2001). Childhood verbal abuse and risk for personality disorders during adolescence and early adulthood. *Comprehensive Psychiatry, 42*, 16-23.

Jones, L. M., Finkelhor, D., & Halter, S. (2006). Child maltreatment trends in the 1990s: Why does neglect differ from sexual and physical abuse? *Child Maltreatment, 11*, 107-120.

Kempe, C. H., Silverman, F. N., Steele, B. F., Droegemuller, W., & Silver, H. K. (1962). The battered child syndrome. *Journal of American Medical Association, 181*, 17-24.

木村敏 (1975). うつ病の臨床精神医学的研究の動向. 木村敏著作集 5. pp.211-274. 東京：弘文堂.

Kitamura, T., Kitahara, T., Koizumi, T., Takashi, N., Chiou, M. L., & Fujihara, S. (1995). Epidemiology of physical child abuse in Japan: how big is the iceberg? *Journal of Forensic Psychiatry, 6*, 425-431.

Kitamura T., Kijima, N., Iwata, N., Senda, Y., Takahashi, K., & Hayashi, I. (1999). Frequencies of child abuse in Japan: hidden but prevalent crime. *International Journal of Offender Therapy and Comparative Criminology, 43*, 21-33.

Kitamura, T., Sakamoto, S., Yasumiya, T., Sumiyama, T., & Fujihara, S. (2000). Child abuse, other early experiences and depression: II. Single episode and recurrent/chronic subtypes of depression and their link to early experiences. *Archives of Women's Mental Health, 3*, 53-58.

Kitamura, T., Takauma, F., Tada, K., Yoshida, K., 6 Nakano, H. (2004). Postnatal depression, social support, and child abuse. *World Psychiatry, 3*, 100-101.

Knutson, J. F. (1995). Psychological characteristics of maltreated children: putative risk factors and consequences. *Annual Review Psychology, 46*, 401-431.

Koopman, C., Palesh, O., Gore-Felton, C., Narayanan, A., Saltzman, K. M., Holmes, D., & McGarvey, E. L. (2007). Relationships of depression to child and adult abuse and bodily pain among women who have experienced intimate partner violence. *Journal of Interpersonal Violence, 22*, 438-455.

Koverola, C., Papas, M. A., Pitts, S., Murtaugh, C., Black, M. M., & Dubowitz, H. (2005). Longitudinal investigation of the relationship among maternal victimization, depressive symptoms, social support, and children's behavior and development. *Journal of Interpersonal Violence, 20*, 1523-1546.

Lounds, J. L., Borkowski, J. G., & Whitman, T. L. (2006). The potential for child neglect: the case of adolescent mothers and their children. *Child Maltreatment, 11*, 281-294.

Main, M., & Goldwyn, R. (1984). Predicting rejection of her own infant from mother's representation of her own experience: implication for the abuse-abusing intergenerational cycle. *Child Abuse & Neglect, 8*, 203-217.

Malinosky-Rummell, R., & Hanses D. J. (1993). Long term consequences of childhood physical abuse. *Psychological Bulletin, 114*, 68-79.

Maughan B., & McCarthy, G. (1997). Childhood adversities and psychological disorders. *British Medical Bulletin, 53*, 156-169.

McCord, J. (1995). *Coercion and punishment in long-term perspectives*. Cambridge, UK: Cambridge University Press.

O'Hara, M. W. & Zekoski, E. M. (1988). Postpartum Depression In Kumar R., & Brockington I. F. (Ed.)., *Motherhood and mental illness 2. (pp.17-63)*. Cambridge, Cambridge University Press.

Mullen, P., Martin, J., Anderson, J., Romans, S., & Herbison, G.. (1993). Childhood sexual abuse and mental health in adult life. *British Journal of Psychiatry, 63*, 721-732.

Mullen, P. E., Martin, J. L., Anderson, J. C., Romans, S. E., & Herbison, G. P. (1994). The effect of child sexual abuse on social, interpersonal and sexual function in adult life. *British Journal of Psychiatry, 165*, 35-47.

Ney, P. G. (1987). Does verbal abuse leave deeper scars: a study of children and parents. *Canadian Journal of Psychiatry, 32*, 371-378.

Ney, P. G., Fung, T., & Wickett, A. R. (1994). The worst combination of child abuse and neglect. *Child Abuse & Neglect, 18*, 705-714.

Nobes, G. & Smith, M. (2000). The relative extent of physical punishment and abuse by mothers and fathers. *Trauma, Violence, & Abuse, 1*, 47-66.

Paulsen, D. J. (2003). No safe place: Assessing special patterns of child maltreatment victimization. *Journal of Aggression, Maltreatment & Trauma, 8*, 63-85.

Radloff, L. S. (1977). The CES-D Scale: a self-report depression scale for research in the general population. *Applied Psychological Measurement, 1*, 385-401.

斉藤環(2003). 心理学化する社会. PHP研究所.

Salzinger, S., Feldman, R. S., & Hammer, M. (1993). The effects of physical abuse on children's social relationships. *Child Development 64*, 169-187.

Sariola, H. & Uutela, A. (1992). The prevalence and context of family violence against children in Finland. *Child Abuse and Neglect, 16*, 823-832.

Simons, R. L., Johnson, C., & Conger, R. D. (1994). Harsh corporal punishment versus quality of parental involvement as an explanation of adolescent maladjustment. *Journal of Marriage and the Family, 56*, 591-607.

Skuja, K., & Halford, W. K. (2004). Repeating the errors of our parents? Parental violence in men's family of origin and conflict management in dating couples. *Journal of Interpersonal Violence, 9*, 623-638.

Spauwen, J., Krabbendam, L., Lieb, R., Wittchen, H.-U., & van Os, J. (2006). Impact of psychological trauma on the development of psychotic symptoms: relationship with psychotic proneness. *British Journal of Psychiatry, 188*, 527-533.

Spertus, I. L., Yehuda, R., Wong, C. M., Halligan, S., & Seremetis, S. V. (2003). Childhood emotional abuse and neglect as predictors of psychological and physical symptoms in women presenting to a primary care practice. *Child Abuse & Neglect, 27*, 1247-1258.

Straus, M. A., & Kantor, G. K. (1994). Corporal punishment of adolescents by parents: a risk factor in the epidemiology of depression, suicide, alcohol abuse, and wife beating. *Adolescence, 29*, 543-561.

Surrey, J., Swett, C., Michaels, A., & Levin. (1990). Reported history of physical and sexual abuse and severity of symptoms in women psychiatric outpatients. *American Journal of Orthopsychiatry, 60*, 412-417.

Teicher, M. H., Samson, J. A., Polcari, A., & McGreenery, C. E. (2006). Sticks, stones, and hurtful words: relative effects of various forms of childhood maltreatment. *American Journal of Psychiatry, 163*, 993-1000.

Widom, C. S. (1989). Does violence beget violence? A critical examination of the literature. *Psychological Bulletin, 114*, 68-79.

Yamamoto, M., Tanaka, S., Fujimaki, K., Iwata, N., Tomoda, A., & Kitamura, T. (1999). Child emotional and physical maltreatment and adolescent psychopathology: a community study in Japan. *Journal of Community Psychology, 27*, 377-391.

第10章
希死念慮と自殺

平村　英寿

理論の紹介

1. 自殺学の基礎的用語説明

　日本の自殺者数は1998年以来，30,000人以上の高止まりで推移している．昨今の経済状況の急激な変化の影響を受けた中高年男性の自殺の増加がその主な要因であるとされており，自殺者数の低減は公衆衛生分野における最重要課題の1つとなっている．自殺は精神疾患，とくに気分障害(従来で言うところのうつ病や躁うつ病)に付随する多次元的な事象であり，その原因と治療は複雑である．自殺の評価，予防および治療を困難にしている最大の原因の1つは自殺関連用語の操作的定義と信頼性・妥当性の高い測定方法がないことである．したがって，まずは自殺に関する一般的な用語体系について略述した後，周産期に焦点を当てることにする．自殺は「苦悩を持った人がみずから命を絶つこと」のように単純で明快な事象のように思えるが，実際にはさまざまな次元を含む．例えば，リストカットを繰り返す者と飛び降りや縊首などの深刻な自殺企図を行う者はどちらも一般人口に比べて生涯にわたる既遂自殺の危険性は著しく高く，両群の危険因子や脆弱性は部分的には重複しているものの，異なる点も多い．

　主な自殺学の用語には希死念慮(suicidal ideation)，自殺企図／自傷行

為(self-mutilation, autoaggression, malingering, deliberate self-harm, symbolic wounding, intentional injury, self-injurious behavior, parasuicide, attempted suicide, focal suicide)，完遂・既遂自殺(completed suicide, eventual suicide)がある(van Hoof, 2000)．以下に個々について述べる．

(1) 希死念慮

　希死念慮はある・なしで区別されるような範疇的 categorical なものではなく，「人生は生きるに値しない」という漠然としたものから「向かいのビルの屋上から飛び降りて死のう」という具体的な計画があるものまでさまざまな次元 dimension がある．希死念慮は常に死の願望を意味するものではなく，他者への復讐や人生を変えたいという願望を意味することもある．希死念慮をもつ者の24％が計画的に自殺企図を実行し，26％が計画性のない自殺企図に及ぶという報告がある(Kessler, Borges, & Walters, 1999)．Beck, Schuyler, & Herman, (1982)は直近の自殺企図のない希死念慮をもつ入院患者を追跡調査し，後の既遂自殺を最も予測するのはうつ病の重症度よりも絶望感の上昇であるとしている．希死念慮の発生を予防することは一次予防といえ，最も理想的な介入方法であるが，今のところ成功した一次予防策は稀である．

(2) 自殺企図および自傷行為

　自殺企図や自傷行為という用語や定義は，専門家内でのコンセンサスも得られていないため，独立した臨床単位であるか否かの実証的研究が不足している．しかし，臨床上有用な用語であることは論を待たない．一般的に，自傷行為は文字通り「自分自身を傷つける行為」である．行動記述的には，切ること，嚙むこと，擦りむくこと，切断すること，異物を挿入すること，焼くこと，異物を飲み込む／吸引すること，物をなぐる，物に打ち付けることに分類され(Ross & McKay; 1979)，致死性の低い行為を指すことが多い．Walsh and Rosen(1988)は自傷行為 self-mutilation とは方法としての致死性が低く，しばしば反復される性質をもち，同時に複数の方法をもってなされることが多いとしている．自傷者は対人操作や不快な

感情を減らすために自傷行為に及ぶことが多く，治療者の陰性感情を引き出しやすいパーソナリティ特性をもつことが少なくないため，自殺の意図がないと過小評価される傾向にある．Pattison and Kahan(1983)は56人の自傷患者を検討し，自傷理由とは別に28％が希死念慮を感じていたと報告している．また，これらの自傷患者は自傷する際とは別の機会に希死念慮を抱き，深刻な自殺企図に及ぶことがあるため，一元的な対応では不十分である．事実，自傷者が1年以内に既遂自殺をする危険性は一般人口の66〜100倍とする報告がある．

自殺企図時の自殺の意思の重症度を評価する尺度としてSuicide Intent Scale(SIS; Beck, Schuyler, & Herman, 1974)が知られている．この尺度は15項目(前半の8項目は「自殺企図に関係する環境についての項目」で後半の7項目は「自己報告項目」の2部で構成されている)，0〜2点の3件法で合計得点は0〜30点の値をとる．

Harris, Hawton, & Zahl(2005)は自傷行為で医療機関を受診した患者を対象とした調査で，高いSIS得点(自殺企図に関係する環境についての合計得点)を示す患者や得点が自殺企図毎に高くなる患者は1年以内の既遂自殺の危険性が高いとしている．SISの自殺企図に関係する環境の下位項目とは，「同居人がいない」「救助不可能な時間帯」「発見を妨げる前もっての準備があったか」「救助可能な人に企図を知らせなかったか」「死を見越して行う最後の行為があったか」「自殺企図の計画性があったか」「遺書があったか」「自殺前の意思表示があったか」「企図の目的が死ぬことであったか」の9項目である．以上のように，ある者に「自傷者」のラベルを貼り，今後の既遂自殺の危険性は少ないと決めてかかるのは危険きわまりないことである．

自殺企図とは意図的に自らを傷つけたが死に至らなかったものを意味し，一般的に自傷行為より致死的な方法をとるものを指すことが多い．既遂自殺が男性に多いのとは対照的に若年女性に多い特徴をもつ．既遂自殺者の約半数は自殺企図の既往をもつと言われており，この種の患者は既遂自殺と同様に抑うつ気分や物質乱用との関係も指摘されている(Adam,

1990; Black & Winokur, 1990)．初回の自殺企図から最初の数年間は1年に約1％ずつが自殺し，自殺企図者の合計約10％が自殺を既遂する．また，年齢が高い男性ほど自殺企図を繰り返すことなしに既遂する(Harris, Hawton, & Zahl, 2003; Maris, Berman, & Silberman, 2000)．

（3）既遂自殺

厳密な定義は困難であるが，自らの行為によって実際に死に至ったものを意味し，男性が女性に比べて2～3倍多いが，臨床人口ではそれほど差はないとする報告もある(Hirschfeld & Davidson, 1988)．自殺既遂者の70～75％はたった一度の自殺で死に至っており，中年以降の自殺既遂者に限ればその率はさらに高くなるとする報告(Maris, 1981)や自殺企図者の10～15％は最終的に自殺を既遂するという報告がある(Maris et al., 2000)．

以上を踏まえたうえで，自殺に至る行程を一般的に知られている危険因子と合わせて，図25に既遂自殺に至るおおまかな経路を示した(Cantor & Baume(1999)より抜粋)．上述のように，希死念慮，自殺企図と自殺既遂の個々の心理社会的要因は異なるため，図のような完全な連続体ではなく，希死念慮を抱いた者が企図することなしに既遂へと至ることも少なくな

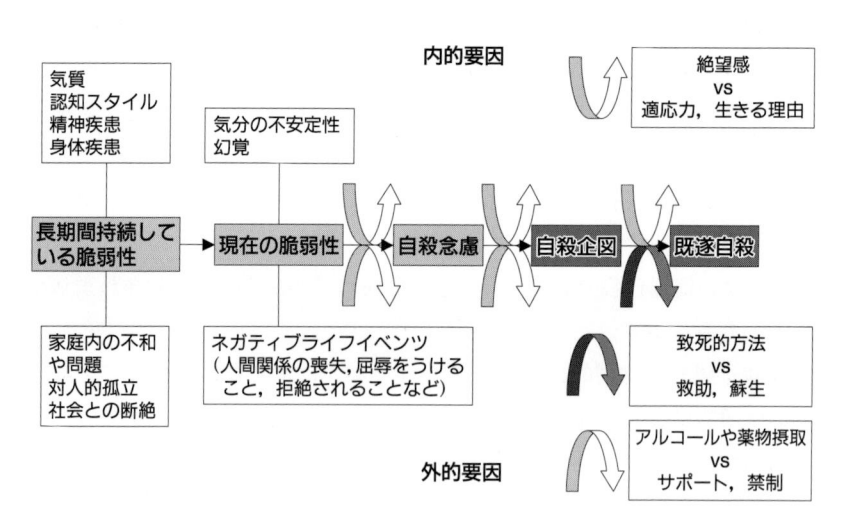

図25．既遂自殺に至る経路(概念図)

い．図25はtrait effect（長期間持続）／state effect（現在），生物・心理学的(内的)因子／環境的(外的)因子などの危険因子や，生きる理由などの保護因子が複雑に作用しながら自殺行動が形成されることを表している．

（4）自殺行動の危険因子

　神経症傾向や自己批判，絶望感といった気質（Beautrais, Joyce, & Mulder, 1999; Hawton, Kingsbury, Steinhardt, James, & Fagg, 1999; Mazza & Reynolds, 1998; Orbach & Bar-Joseph, 1993; Shahar, Bareket, Rudd, & Joiner, 2006; Smyth, C., & Maclachlan, 2005），認知スタイル（Cox, Enns, & Clara, 2004)や，気分障害，物質使用障害や統合失調症，境界性パーソナリティ障害などの精神疾患や身体疾患（Harris & Barraclough, 1997）は自殺行動と関係が強い．がんやエイズのある患者の自殺のリスクは高いが，そのほとんどは併発するうつ病などの精神疾患を合併している（Breitbart, 1987; Marzuk, Tierney, Tardiff, Gross, Morgan, Hsu, & Mann, 1988）．身体疾患の中でも，とくに慢性疼痛のある患者の5～14％は自殺企図を行い，既遂自殺のリスクも高いことがわかっている（Tang & Crane, 2006）．図中のネガティブライフイベンツは直近の危険因子のみに限られるように書かれているが，身体的虐待，性的虐待などは長期的にも直接または間接的に(精神疾患の発症を通じて)自殺行動に影響を与える（Wagner, 1997）．両親の不仲，両親との離別や経済的困難などの家庭内の問題や（Pfefffer, Adams, Weiner, & Rosenberg, 1988; Reinherz, Giaconia, Silverman, Friedman, Pakiz, Frost, & Cohen, 1995），精神疾患の再発や症状の増悪による気分の不安定性や幻覚は短期的な自殺行動の危険因子である．主たる気分障害の前方視的調査によると，重度の不安や不眠，集中力低下，興味・喜びの感情の消失などは急性の危険因子であり，早急に治療されるべきであるとしている（Fawcett, Scheftner, Fogg, Clark, Young, Hedeker, & Gibbons, 1990）．

　Walsh and Rosen(1988)は52人の青年期の入院患者(13～20歳)を調査し，自殺傾向のある自傷者はそうでない自傷者に比べて，①幼児期の性的虐待体験，②直近の重要他者の喪失と，③頻繁に繰り返される仲間との葛

藤体験を多く経験していると報告している．

　最近，Hiramura, Shono, Tanaka, Nagata, & Kitamura (2007) は学生集団を追跡する研究で，ストレスフル・イベンツ，自動思考(第6章参照)，抑うつ感情が希死念慮を惹起するメカニズムを調査した(図26)．この調査は2週間の間隔をおいて2回の調査を行い，各時点でこれらの要素を評価し，共分散構造分析により仮説的パス図の妥当性を見たものである．ストレスフル・イベンツは(先行研究で推測されていたようには)直接に希死念慮を引き起こすのではなく，むしろ自動思考と抑うつ感情を介在して希死念慮を引き起こしていた．さらに，自動思考は抑うつ感情を介在せずに直

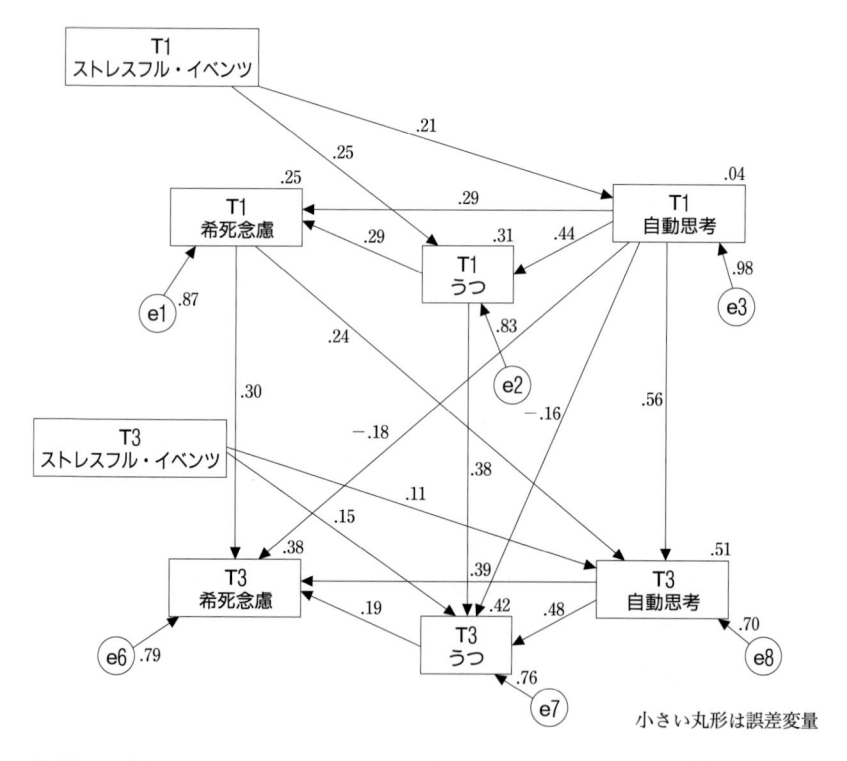

図26．ストレスフル・ライフイベンツ，自動思考，抑うつ感情が希死念慮を惹起するメカニズム

接希死念慮を誘導するパスも見られた．希死念慮の発生は比較的複雑な心理過程を経由して発生し，その中でも自動思考は重要な役割を担っているようである．

2. 周産期の自殺学
(1) 周産期の希死念慮と危険要因

妊娠中に自殺が起こることはまれであり，妊娠と出産は自殺のリスクを下げるかも知れないとするエビデンスもある．先行研究によると，妊婦の自殺のリスクは妊娠していない女性の1/20〜1/3である(Marzuk, et al., 1997; Appleby, 1991)．胎児に対する気遣いや周囲のサポートが増えること，医療機関などとの接触も増えることなどがこの時期の女性を自殺から遠ざけているかも知れない．しかし，周産期においても状況によっては妊娠の自殺に対する保護的側面が弱まることがある．妊娠を中断せねばならなくなったり，逆に人工妊娠中絶が不可能であったり，また精神疾患が適切に治療されてない場合は，妊娠中であっても自殺は起こりうる．とくに思春期の女性にとっての望まれなかった妊娠は自殺の主たる危険因子である．以下に妊娠中および産後における自殺未遂／既遂と希死念慮について述べる．

(2) 妊娠中の希死念慮・自殺未遂・自殺既遂

妊娠中の希死念慮に関する報告は少ないが，まれではないようである(14％であるという報告もある)．また，妊娠期間によっても異なるようである(Lindahl, Pearson, & Colpe, 2005)．自傷行為(薬物の過量摂取も含まれる)は妊婦でも非妊婦と同程度みられるとする総説もある(Catalan, 2000)．先述の通り，一般に妊婦の自殺既遂は妊娠していない女性の1/3〜1/20と少ないが，10代の妊婦の自殺既遂のリスクは20歳以上の妊婦の5倍であり，未婚の妊婦の自殺既遂のリスクは既婚妊婦に比べて4倍高い(Lindahl, Pearson, & Colpe, 2005)．つまり，妊婦の中では10代のシングルマザーが最も自殺既遂のリスクが高いといえる．その上，妊娠をやむなく中断せねばならない場合や，逆に人工妊娠中絶が不可能であること，

また精神疾患が適切に治療されてないことなどが重なるとさらに危険性が高まるであろう。Gissler, Hemminki, & Lonnqvist(1996)は出産適齢期の女性を調べ、この年齢層の女性の年間平均自殺率が100,000対11.3であるのに比して、流産群では18.1、人工妊娠中絶群では34.7と有意に高く、出産群は5.9と有意に低かったとしている。妊娠の中断（とくに人工妊娠中絶）が自殺の原因になりうるとの議論がある一方、うつ病、低いソーシャルサポートや多くのネガティブライフイベンツなどの因子によって自殺の危険性が高い女性が妊娠中絶を選択するとする議論もある。この時期の薬物の過量摂取は流産の危険性を高め、結果的に自殺既遂の危険性を増すことがあるため厄介である。しかし、薬物の催奇形性や過量服薬を恐れるあまり精神疾患の治療が不十分になれば、結果的に自殺の危険性を高めてしまう可能性もある。妊婦の自殺既遂はまれではあるが、一般的な方法に比べると、飛び降りや焼身などの暴力的な方法をとる傾向があることも知られている(Lindahl et al, 2005)。したがって、妊婦の自殺危険性を一様に少なく見積もるのには慎重でなければならない。

（3）妊娠中の自殺企図による母体および新生児への影響

妊娠中の自殺企図が母体と新生児に及ぼす影響についてはまだ調査が少ない。Gandhi, et al., 2006)は、カリフォルニア州にて1991〜1999年の期間の産科出産4,833,286例(自殺企図は2,132例)について、母児に関する情報を妊娠中の自殺企図あり／なしで遡及的に比較し、母親への影響としては早産、帝王切開、輸血の必要性が有意に高く、新生児は呼吸促迫症候群、低出生体重児が有意に多かったとしている。なお、低出生体重児は在胎週数を統制した後でも自殺企図群で有意に高かった。自殺企図群は物質依存の存在、若年、シングルマザー、多重産、低所得と低い教育水準という特徴があった。Gandhi, et al.(2006)は自殺企図のリスクが高い群（精神科疾患や物質乱用またはその既往）に対して妊娠中の自殺企図が及ぼす影響などについての心理教育の必要性について指摘している。

（4）産後の希死念慮・自殺未遂・自殺既遂

一般人口中の自殺既遂率を男女に分け、さらに年少の児の数で分けてみ

■ 子どもをもたない　　□ 2歳以下の子どもをもつ
□ 2～3歳の子どもをもつ　■ 4～6歳の子どもをもつ

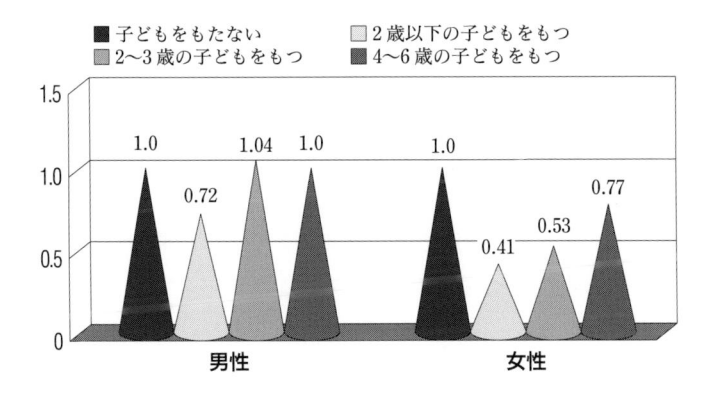

男性: 1.0, 0.72, 1.04, 1.0
女性: 1.0, 0.41, 0.53, 0.77

Qin, P., Agerbo, E., & Mortensen, P. B. (2003). Suicide risk in relation to socioeconomic, demographic, psychiatric, and familial factors: a national register-based study of all suicides in Denmark, 1981-1997. *American Journal of Psychiatry, 160*, 765-772. より改変して引用

図 27．児の数と自殺率

ると，乳幼児をもった女性で自殺率が低くなっている(Qin, Agerbo, & Mortensen, 2003)ことが認められている(図 27)．産後の希死念慮に関する調査結果はばらつきが大きいが，出産直後より 6 か月前後の時期のほうが多い(Lindahl, et al., 2005)．自殺企図に関してもデータは限られているが，一般人口より少なく，約半数であるという報告もある(Lindahl, et al., 2005)．産後の自殺既遂も一般的には少ないが，暴力的な方法をとりやすいことや 10 代の出(生)産後または中絶後の女性がハイリスクである点などが妊婦における特徴と類似しており，産後 1 年間(とくに最初の 1～3 か月)は比較的自殺の危険性が高いことが知られている(Lindahl, et al., 2005)．

一方，Appleby(1991)は産後の精神疾患で入院した女性は一般人口の 17 倍の自殺リスクであり，とくに最初の 1 年間(さらには最初の 1 か月)は 70 倍と最も危険な期間であるとしている．

事例に戻って

　事例では不幸にも自殺企図が発生している．これまで学習したことを踏まえて，自殺行動に寄与したと考えられる危険因子を列挙する．被虐待体験などの家族内の問題と「少しでも失敗したら，私にとっては全然駄目なのと一緒だから」という非適応的な認知スタイルは長期的に存在し，パートナーとの関係の喪失というネガティブライフイベントやうつ病による気分の不安定性が直近の危険因子であろう．ちなみに，初産婦であることは産後うつ病発症の危険因子である．パートナーからのサポートが得られないことに加え，母親から十分なサポートを得ることができないと知覚していることで事態はより深刻な方向へ進んだと推測される．また人口統計学的側面からすると，未婚の10代であることも重要なリスクファクターである．また，産後半年から1年の期間は比較的自殺既遂の危険性の高い時期であるのでとくに注意深い観察が必要である．

　さまざまな地域，年齢層や異なる宗教的背景によって自殺行動のリスクが異なるという事実は，生物，社会，環境因子に加えて，宗教や文化的差異も自殺行動に影響を与える可能性があることを意味する(Diekstra & Garnefski, 1995)．あまり語られることはないが，重要な疑問は，うつ病患者がなぜ自殺をしたがるかではなく，彼／彼女らがなぜ生きようとするのかということである．希死念慮と戦う患者は，自殺行動を阻止する「生きる理由」をもっている．このような自殺行動を遠ざける社会・文化的因子のいくつかは Reasons for Living Inventory (Linehan, et al., 1983) に反映されている．Linehan, et al.(1983)は Reasons for Living Inventory (RFLI) を開発し，自殺を踏みとどまる理由について，以下の6つの因子を抽出した．

1) 生き残り，対処できるという信念(例：私は人生に立ち向かう勇気がある)
2) 家族に対する責任(例：家族をとても傷つけるだろうから彼らを苦しめたくはない)

3）子どもに関する心配(例：子どもを残して他の人に世話を任せるのは正しいことではない)
　4）自殺への恐怖感(例：死が怖い)
　5）人々からの非難への恐怖感(例：他の人々は私が弱くてわがままだと思うだろう)
　6）自殺に対する道徳的背反(例：地獄に堕ちるのが怖い)

　Malone et al.(2000)はうつ病の入院患者を対象にした調査で，エピソード中に自殺企図のある患者は自殺企図のない患者に比べて，RFLI のうち，家族に対する責任，人々からの非難への恐怖感，自殺に対する道徳的背反，生き残り，対処できるという信念と自殺への恐怖感が有意に低かったと報告している．ちなみに，この研究では，客観的な抑うつの重症度やライフイベンツの量は 2 群で差がなく，主観的な抑うつが自殺企図群で有意に高かったとしている．さらに，Oquendo, et al.(2007)はうつ病の追跡調査において，自殺行動の危険因子が男女で異なるとし，女性は過去の自殺企図歴，希死念慮，過去の企図の致死性，敵意，主観的抑うつ症状，低い RFLI，境界性パーソナリティ障害の合併と喫煙が女性における将来自殺行動の危険因子であるとしている．

　再度，事例に戻ってみよう．過去の自殺企図歴があり，企図の致死性の詳細は不詳．主観的抑うつ症状は強く，明らかな敵意は認めない，境界性パーソナリティ障害を積極的に疑う根拠はなし，喫煙歴は不明．RFLI については，「生きてる価値がない」「子どもを育てる自信がない」「私が死んだら母も子どもも幸せになれるだろう」「死んではいけない理由がわかりません」などの発言から RFLI は決して高くないであろう．つまり，自殺を阻止するような心理社会的な因子が乏しいことが明らかである．SIS の自殺企図に関係する環境の下位項目に沿ってみていくと，同居人はいるが，救助不可能な時間帯に部屋に鍵をかけるという，発見を妨げる前もっての準備があり，救助可能な人に企図を知らせず，叔母への連絡や部屋の片づけ，銀行の通帳の名義変更などの死を見越して行う最後の行為らしきものがあり，数日前からという自殺企図の計画性があり，遺書があり，自殺前の意

思表示はないが,企図の目的が死ぬことであったとの発言もあることから,SIS の環境に関する得点は高いといえよう.さまざまな危険因子の存在や,低い RFLI 得点,高い SIS 得点などから,ユウコさんの今後の自殺可能性は,残念ながら高いと言わざるを得ない.

　価値観の多様化に寛容な現代においても未婚の母親に対する社会的偏見は皆無ではなかろう.また,妊娠した 10 代の女性がもつ心理社会的特徴として,以下の点があげられる

　　1) 小児期に不安定な養育態度や情緒的剥奪を受けたために,思春期の子どもたちが自ら親になることで,短絡的に親密な親子関係を得ようとする傾向(行動パターンの世代間伝達を示すような家族背景)
　　2) 衝動行為や非行などの行為障害を示したり,抑うつ症状をもつ若者が多いなどの精神医学的な問題
　　3) 妊娠の結果起きてくる問題を予測する能力が不足しているため,意図しない妊娠が起きやすい
　　4) 物事を悲観的に認知する傾向があり,そのために抑うつ的になるが,妊娠するとその症状が一時的に改善するために,妊娠を反復しやすい

実際に若者たちの置かれている不利な社会経済的環境などについて報告されている(吉田,2000).この事例においても該当する点が多いのは興味深い.周産期の自殺行動は比較的まれであるが,この事例のように危険因子が多く認められる場合は注意深い評価が必要である.自殺危険性評価の第一歩は患者の希死念慮を聴取することから始まる.希死念慮の聴取は自殺危険性を高めるどころか患者の不安を除く効果があることは銘記すべきである.

1. 自殺の危険が迫っている場合

　希死念慮を打ち明けられた場合,話をそらしたり,すぐに何らかの助言や励ましや批判を与えようとすることは避けるべきである.まずは,希死念慮を言語化できたことを受け止め,時間を惜しまずに聞き入る姿勢が求められる.さらに,自殺について話をすることによって自殺の危険性を高

めてしまうのではないかという不安から，自殺の徴候を無意識のうちに見過ごしてしまうことにも注意すべきである．自殺したいという絶望的な気持ちを打ち明ける人と打ち明けられる人との間に信頼関係があり，真剣に耳を傾けようとする姿勢があれば，自殺について率直に語り合うことは自殺予防の第一歩である．患者が語る死にたくなるほどの苦痛を受け止めた後に何らかの助言や対応方法について話し合っても遅くはない．希死念慮を打ち明けるからといって自殺の意思が確固としているわけではなく，死の直前まで死にたい気持ちと生きたい気持ちの両極端を揺れ動いていることを銘記して対応すべきである．なお，患者がすぐにでも飛び降りなどの自殺行動に及ぼうとしているときは，刑法上，緊急避難に相当し，本人や家族の同意なしに救命のために必要な行動をとることが許される．

　自殺の危険が迫っているとき，専門家への相談を躊躇してはならないが，上記のように本人の苦痛を十分汲み取った上で以下の手順が望ましい．

1）本人に自殺の危険が迫っていることを伝え，夫や家族などのキーパーソンに連絡をとることの許諾を得る
2）キーパーソンに連絡し，精神科医療の概略について説明して，精神科医療に対する不安を和らげる
3）利用可能な医療施設を紹介する

　なお，明らかな自殺企図や明確な希死念慮が見られ，さらに本人に受信意欲がなく，放置すれば既遂する危険性が迫っていると考えられる場合は，精神保健福祉法に則り医療保護入院にて強制入院加療をすることも考慮しなければいけない．

●日本語推薦図書

・高橋祥友(1992)自殺の危険：臨床的評価と危機介入．金剛出版

●引用文献

Adam, K. S. (1990). Environmental psychosocial and psychoanalytic aspects of suicidal behavior. In S. J. Blumenthal & D. J. Kupfer (Eds.), *Suicide over the life-cycle.* Washington, DC: American Psychiatric Press.

Appleby, L. (1991). Suicide during pregnancy and in the first postnatal year. *British Medical Journal, 302*, 137-140.

Beautrais, A. L., Joyce, P. R., & Mulder, R. T. (1999). Personality traits and cognitive styles as risk factors for serious suicide attempts among young people. *Suicide and Life-threatening Behavior, 29*, 37-47.

Beck, A. T., Schuyler, D., & Herman, I. (1974). Development of suicidal intent scales. In: A. T. Beck, H. L. P. Resnik, & D. J. Lettieri (Eds.), *The prediction of Suicide.* (pp.45-56). Philadelphia, PA: Charles Press.

Black, D. W., & Winokur, G. (1990). Suicide and psychiatric diagnosis. In S. J. Blumenthal & D. J. Kupfer (Eds.), *Suicide over the life-cycle.* Washington, DC: American Psychiatric Press.

Breitbart, W. (1987). Suicide in cancer patients. *Oncology, 1*, 49-53.

Catalan, J. (2000). Sexuality, reproductive cycle and suicidal behaviour. In K. Hawton, K. van Heeringen (Eds.), *The international handbook of suicide and attempted suicide* (pp.293-307). Chichester: Wiley.

Cantor, C. H., & Baume, P. J. (1999). Suicide prevention: a public health approach. *Australian New Zealand Journal of Mental* Health *Nursing, 8*, 45-50.

Cox, B. J., Enns, M. W., & Clara, I. P. (2004). Psychological dimensions associated with suicidal ideation and attempts in the National Comorbidity Survey. *Suicide and Life-Threatening Behavior, 34*, 209-219

Diekstra, R. F. W., & Garnefski, N. (1995). On the nature, magnitude, and causality of suicidal behaviors: an international perspective. *Suicide and Life-Threatening Behavior, 5*, 36-57.

Farhi, J., Ben-Rafael, Z., & Dicker, D. (1994). Suicide after ectopic pregnancy. *New England Journal of Medicine, 330*, 714.

Fawcett, J., Scheftner, W. A., Fogg, L., Clark, D. C., Young, M. A., Hedeker, D., et al. (1990). Time-related predictors of suicide in major affective disorders. *American Journal of Psychiatry, 147*, 1189-1194.

Gandhi, S. G., Gilbert, W. M., McEovy, S. S., Kady, D. E., Danielson, B., Xing, G., et al. (2006). Maternal and neonatal outcomes after attempted suicide. *Obstetric & Gynecology, 107*, 984-990.

Gissler, M., Hemminki, E., & Lonnqvist, J. (1996). Suicides after pregnancy in Finland, 1987-1994: register linkage study. *British Medical Journal, 313*, 1431-1434.

Harris, E. C., & Barraclough, B. (1997). Suicide as an outcome for mental disorders. A meta-analysis. *British Journal of Psychiatry, 170*, 205-228.

Harriss, L., Hawton, K., & Zahl, D. (2005). Value of measuring suicidal intent in the assessment of people attending hospital following self-poisoning or self-injury. *British Journal of Psychiatry, 186*, 60-6.

Hawton, K., Kingsbury, S., Steinhardt, K., James, A., & Fagg, J. (1999). Repetition of deliberate self-harm by adolescents: the role of psychological factors. *Journal of Adolescence, 22*, 369-378.

Hawton, K., Zahl, D., & Weatherall, R. (2003). Suicide following deliberate self-harm: long-term follow-up of patients who presented to a general hospital. *British Journal of Psychiatry 182*, 537-542.

Hiramura, H., Shono, M., Tanaka, N., Nagata, T., & Kitamura, T. (2007). A prospective study on suicidal ideation among Japanese undergraduate students: its relationships with stressful life events, depression, and depressogenic cognitive patterns. (submitted)

Hirschfeld, R. M. A., & Davidson, L. (1988). Risk factors for suicide. In A. J. Frances, & R. E. Hales (Eds.), *Review of psychiatry, Vol. 7* (pp.307-333). Washington, DC: American Psychiatric Publishing Inc.

Jenkins, G. R., Hale, R., Papanastassiou, M., Crawford, M. J., & Tyrer, P. (2002). Suicide rate 22years after parasuicide: cohort study. *British Medical Journal, 325*, 1155.

Kessler, R. C., Borges, G., & Walters, E. E. (1999). Prevalence and risk factors for lifetime suicide attempts in the National Comorbidity Survey. *Archives of General Psychiatry, 56*, 617-626.

Lindahl, V., Pearson, J. L., & Colpe, L. (2005). Prevalence of suicidality during pregnancy and postpartum. *Archives of Women's Mental Health, 8*, 77-88.

Linehan, M. M., Goodstein, J. L., Nielsen, S. L., & Chiles, J. A. (1983). Reasons for staying alive when you are thinking of killing yourself: the Reasons for Living Inventory. *Journal of Consulting and Clinical Psychology, 51*, 276-286.

Malone, K. M., Oquendo, M. A., Haas, G. L., Ellis, S. P., Li, S., & Mann, J. J. (2000). Protective factors against suicidal acts in major depression: reasons for living. *American Journal of Psychiatry*, 157, 1084-1088.

Maris, R. W., Berman, A. L., & Silberman, M. M. (eds.) (2000). *Comprehensive Textbook of Suicidology*. (pp.14-23), New York: The Guilford Press.

Maris, R. W. (1981). *Pathways to suicide; a survey of self-destructive behaviors*. Baltimore: Johns Hopkins University Press.

Marzuk, P. M., Tardiff, K., Leon, A. C., Hirsch, C. S., Portera, L., Hartwell, N., et al. (1997). Lower risk of suicide during pregnancy. *American Journal of Psychiatry, 154*, 122-123.

Marzuk, P., Tierney, H., Tardiff, K., Gross, G., Morgan, E., Hsu, M, et al. (1988). Increased risk of suicide in persons with AIDS. *JAMA, 259*, 1333-1337.

Mazza, J. J., & Reynolds, W. M. (1998). A longitudinal investigation of depression, hopelessness, social support, and major and minor life events and their relation to suicidal ideation in adolescents. *Suicide and Life-Threatening Behavior, 28*, 358-374.

Oquendo, M. A., Bongiovi-Garcia, M. E., Galfalvy, H., Goldberg, P. H., Grunebaum, M. F., Bruke, A. K., et al. (2007). Sex differences in clinical predictors of suicidal acts after major depression: a prospective study. *American Journal of Psychiatry, 164*, 134-141.

Orbach, I., & Bar-Joseph, H. (1993). The impact of a suicide prevention program for adolescents on suicidal tendencies, hopelessness, ego identity, and coping. *Suicide and Life-Threatening Behavior, 23*, 120-129.

Pattison, E. M., & Kahan, J. (1983). The deliberate self-harm syndrome. *American Journal of Psychiatry, 140*, 867-872.

Pfefffer, C. R., Adams, D., Weiner, A., & Rosenberg, J. (1988). Life event stresses on parents of suicidal children. *International Journal of Family Psychiatry, 9*, 341-350.

Qin, P., Agerbo, E., & Mortensen, P. B. (2003). Suicide risk in relation to socioeconomic, demographic, psychiatric, and familial factors: a national register-based study of all suicides in Denmark, 1981-1997. *American Journal of Psychiatry, 160*, 765-772.

Reinherz, H. Z., Giaconia, R. M., Silverman, A. B., Friedman, A., Pakiz, B., Frost, A. K., & Cohen, E. K. (1995). Early psychosocial risk for adolescent suicidal ideation and attempts. *Journal of the American Academy of Child and Adolescent Psychiatry, 34*, 599-611.

Ross, R. R., & McKay, H. B. (1979). *Self-mutilation*. Lexington, MA: Lexington Books.

Shahar, G., Bareket, L., Rudd, M, D., & Joiner Jr, T, E. (2006). In severely suicidal young adults, hopelessness, depressive symptoms, and suicidal ideation constitute a single syndrome. *Psychological Medicine, 36*, 913-922.

Smyth, C., & Maclachlan, M. (2005). Confirmatory factor analysis of the Trinity Inventory of Precursors to Suicide (TIPS) and its relationship to hopelessness and depression. *Death Studies, 29*, 333-350.

Tang, N. K. Y., & Crane, C. (2006). Suicidality in chronic pain: a review of the prevalence, risk factors and psychological links. *Psychological Medicine, 36*, 575-586.

吉田敬子(2000). 母子と家族への援助：妊娠と出産の精神医学. 金剛出版
van Hoof, A. J. L. (2000). Introduction to the study of suicide. In Maris, R. W., Berman, A. L., & Silberman, M. M. (eds.), *Comprehensive Textbook of Suicidology* (pp.3-25), New York: Guilford Press.
Wagner, B. M. (1997). Family risk factors for child and adolescent suicidal behavior. *Psychological Bulletin, 121*, 246-298
Walsh, B. W., & Rosen, P. M. (1988). *Self-mutilation: Theory, research, treatment*. New York: The Guilford Press.
Weisman, A., & Worden, J. W. (1986). Risk-rescue rating in suicide assessment. In A. T. Beck, L. P. Resnik,& D. J. Lettieri (Eds.), *The prediction of suicide* (pp.193-213). Philadelphia, PA: Charles Press.

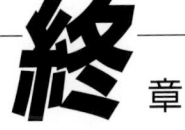

終章

今後の課題
次世代のために

北村　俊則

▎産後うつ病発症メカニズム

1. 本書で触れたこと

　産後に現れるうつ病が特殊な疾患ではないことは，これまでに記述で理解していただけたと思う．あるパーソナリティ傾向をもった個人がストレス状況に遭遇し，ある特定の感じ方・考え方をする中で気持ちの落ち込みが発生し，そのため期待された社会機能を果たせなくなった状態がうつ病である．うつ病を惹起しやすいストレス状況は多種多様である．女性が遭遇するストレス状況の1つが妊娠・分娩・子育てなのである．

　産後うつ病の発症メカニズムを理解するには，うつ病全般の発症メカニズムを理解することが必要である．本書はこうしたスタンスから，まずうつ病発症機序を紹介し，その上で産後うつ病について言及するスタイルを取った．

　うつ病発生には，直前のストレス要因としてのライフイベンツ，周囲からの援助であるソーシャルサポート，本人の対応行動であるコーピング，感じ方の特徴である認知パターン，こうした状況の遠因となった児童期における育てられ方，虐待体験など，実にさまざまな要因が関与している（序章の図1）．われわれはこうした「設計図」を念頭においてこれまで研究を

続けてきた。「設計図」には多くの変数が記載されており、一方が他方に影響を与えるという関係が矢印として記載されており、それらは複雑に想定されている。個々の矢印についての研究成果は本書の各章で紹介した。

　こうした多種多様の要因の関与は、時間的・領域的に広範にわたっている。これまでのうつ病研究は、「xx がうつ病の原因である」という比較的単純なパラダイムを用いていた。個々の危険要因は確かにうつ病の発生と関連していることは報告されているが、発症に対して当該危険要因が寄与する率はいずれも小さいものであった。しかし、これまで見たように多くの要因が関与してうつ病が発症することを考えれば、このことはむしろ当然であろう。最近のうつ病研究者はこうした多因子モデルを採用するものが多い(Enns & Cox, 2005; Enns & Cox, 2005; Glazier, Elgar, Goel, & Holzapfel, 2004; Gomez & McLaren, 2006; Haine, Wolchik, Sandler, Millsap, & Ayers, 2006; Kendler, Kessler, Neale, Heath, & Eaves, 1993; Lara, Leader, & Klein, 1997; Maciejewski, Prigerson, & Mazure, 2000; Mongrain & Blackburn, 2006)。臨床場面に翻訳すれば、「○○さんのうつ病の原因は XX である」という論調はあまりに単純なものであるといえる。1つの危険因子が認められたとしても、他にもその患者でうつ病を惹起した因子があるはずだと考えるほうがよい。

　次に、うつ病の発生に多くの因子が関与するものの、それぞれの因子が寄与する程度は個々の事例において異なる。ある事例では急性のライフイベンツが発生に多大な寄与をする一方で、別の事例ではストレス要因というより、その者のコーピングが問題でうつ病が発生することが考えられる。臨床場面では、「この人のうつ病発症に最も寄与している危険要因は何であろう?」という疑問を常にもつことが肝要である。「産後うつ病の発症は夫の無理解だ」とか「産後うつ病の背後には常に嫁姑問題がある」といった教条主義は事実を見る目を曇らせてしまう。

　事例ごとに発症メカニズム設計図のどの部分が最も強い関与しているのかを確認することは、そこに介入することがおそらく最も有効な介入であることを示唆している。原因のパスが事例ごとに異なるように、有効な支

援方法も事例ごとに異なる．本書で紹介した知見は，事例ごとの支援計画を立てる基礎情報となろう．

2. 本書で触れなかったこと

　重要な原因の1つである遺伝については触れていない．疾患の原因は遺伝と環境に分けられる(図28)．例えば色盲は100％遺伝で規定される．交通外傷は100％環境要因で発症する．多くの内蔵疾患は遺伝と環境が程度の差はあってもいずれも関与して発症する．環境の要因は，兄弟姉妹のように同じ家庭に育った者が同様に体験する共有環境と，別な学校，別な友人など異なる環境(非共有環境)とに分けられる．

　双生児を一卵性双生児(遺伝類似度100％)と二卵性双生児(遺伝類似度50％)に分け，それぞれの当該疾患の発生一致率から，その疾患発生に対する遺伝，共有環境，非共有環境の寄与を理論的に計算できる(図29)．うつ病の発症に与える遺伝の関与についてはいくつかの研究がある．その率をBierut, et al.(1999)は男性で0％，女性で38％，Kendler and Prescott (1999)は男女ともに39％と報告している．うつ病発生に遺伝がある程度の関与をしているのであろう．しかし，前述のように，それは個々の事例ご

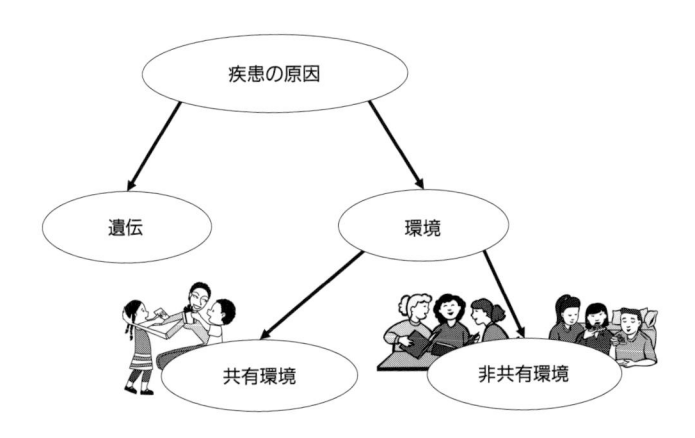

図28. 疾患の発生要因

うつ病の遺伝　共分散構造分析
structural equation analysis

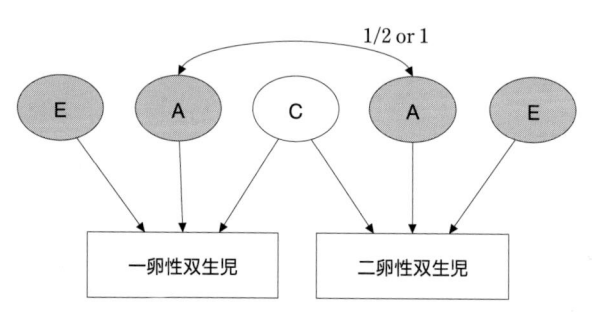

1/2 or 1

一卵性双生児　　二卵性双生児

A：相加遺伝要素，C：共有環境/家庭環境，E：個人特有の環境

ACE model

図 29．双生児研究による遺伝と環境の関与の推定方法

とに大きく異なるであろう．また，遺伝するものがうつ病という疾患の状態なのか，あるいはうつ病になりやすい要因，例えば神経症傾向というパーソナリティが遺伝するのかは，今後の研究課題である (Kendler, Gatz, Gardner, & Pedersen, 2006)．

　本書では生物学的基礎についても述べなかった．うつ病を有する者の生物学的特徴に関する研究は膨大に存在する．しかし，そうした所見がうつ病の結果として起きてきたものなのか，そうした生物学的変化の結果としてうつ病が発生したのかについての研究は今後の成果に待たなければならない．

　うつ病発症の心理社会的要因の中で，本書で取り上げなかった項目も少なくない．貧困などの社会的不利益におかれている人々にうつ病が多いことについては触れなかった (Baker, North, the ALSPAC Study Team, 1999; Conger, Rueter, & Elder, 1999; Costello, Compton, Keeler, & Angold, 2003; DuBois, Felner, Meares, & Krier, 1994; Jones-Webb, & Snowden, 1993; Lorant, Croux, Weich, Deliège, Mackenbach, & Ansseau, 2007; Ostler, Thompson, Kinmonth, Peveler, Stevens, & Stevens, 2001）。社会的不利がパーソナリティ形成に影響もしている(Conger, Conger, Elder, LOrenz, Simons, & Whitbeck, 1992; Dodge, Pettit, & Bates, 1994; DuBois, Felner, Meares, & Krier, 1994; Glenn, & Kramer, 1987; Harnish, Dodge, & Valente, 1995; Lempers, Clark-Lempers, & Simons, 1989; Wood, Halfon, Scarlata, Newacheck, & Nessim, 1993）。臨床現場では重要な課題となる部分である。夫婦関係の周産期メンタルヘルスを考える上で重要である。夫婦関係がうつ病に影響する(Corney, 1987; Crowther, 1985; Goering, Lancee, & Freeman, 1992; Waring, & Patton, 1984; Zelkowitz, Schinazi, Katofsky, Saucier, Valenzuela, Westreich, & Dayan, 2004），あるいは夫婦関係が親子関係に影響する(Dickstein, & Parke, 1988; Dunn, DeaterDeckard, Pickering, Golding, & the ALSPAC Study Team 1999; Fine, & Kurdek, 1995; Kerig, Cowan, & Cowan, 1993; Patterson, & Stouthamer-Loeber, 1984; Peisah, Brodaty, Luscombe, & Anstey, 2004)ことは見逃せない事項である。さらに，うつ病が存在しないことだけでその者のメンタルヘルスが良好な状態であるとはいえない。心理的な quality of life(QOL)は，単に病的気分状態の不存在だけでなく，心理的満足感，自己受容など，良好な自我機能が存在することが重要である(Affleck, Tennen, Rowe, & Higgins, 1990; Antonovsky, 1987; Diener, 1984; Diener, Emmons, Larsen, Griffin, 1985; James, & Zarrett, 2005; King, Hicks, Krull, & Del Gaiso, 2006; Lindsay, & Scott, 2006; Nes, Røysamb, Tambs, Harris, & Reichborn-Kjennerud, 2006; Recker, Peacock, & Wong, 1987; Roberts, O'Donnell, & Robins, 2004; Roe, & Ben-Yishai, 1999; Ryan, & Shim, 2006; Ryff, 1989, 1995; Ryff, & Keyes, 1995; Ryff, Lee, Essex, & Schmutte, 1994; Ryff, & Singer, 1998; Ryff, & Singer, 1998; Sheldon, Houser-Marko, & Kasser, 2006; Tangney, Baumeister, & Boone, 2004; Wu, & Yao, 2006; Zika, & Chaberlain, 1987; Zika, & Chaberlain, 1992)。産後の女性たちの心理的 QOL については改めて検討してみたい。

本書はうつ病がどのような道筋で生起したのかを示した．治療的取り組みについては多くを触れなかった．治療論は別の一冊を必要とするであろう．しかし，治療方針の決定には，その個人がうつ病に至った道筋を理解することが不可欠であり，本書はその部分についての方向性を与えるものと考えている．

産後うつ病がその後の母児の発達・精神疾患の発症にどのように関わるかについても述べる紙面を失った．産後うつ病の発見と治療が重要な理由は，うつ病そのもの依拠するだけではない．産後のメンタルヘルス上の問題は，他にも愛着障害や児童虐待がある(図30)．そして，産後うつ病がこれらと密接に結びついていることが知られている(例えば，Kitamura, Takauma, Tada, Yoshida, & Nakano, 2004)．産後うつ病を有する女性がどのような子育てをしているか(Fleming,. Ruble, Flett, & Shaul, 1988; Leiferman, Ollendick, Kunkel, & Christie, 2005; McLearn, Minkovitz, Strobino, Marks, & Hou, 2006; Siomons, Lorenz, Wu, & Conger, 1993)や母のうつ病が子の気質にどのような影響を与えるか(Cornish, McMahon, Ungerer, Barnett, Kowalenko, & Tennant, 2005; Field, et al., 2005; Murray, & Cooper, 1997; Nadel, Soussignan, Canet, Libert, & Gérardin, 2005)といった問題は，臨床上も研究上も重要課題として残っている．

最後に予防についても考えなければならない．産後うつ病になる危険要素の同定方法がさらに明らかになれば，妊娠期間中あるいは産直後の働き

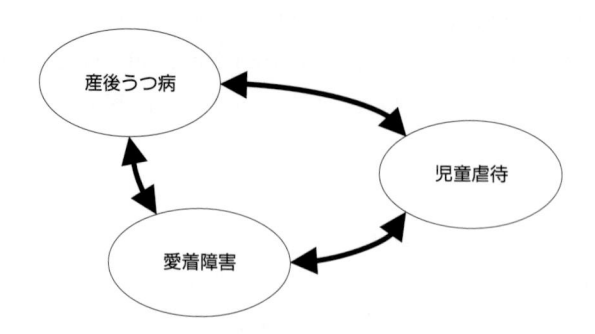

図30．産後うつ病，愛着障害，児童虐待

かけが容易になるであろう．

ユウコさんのその後

　あなたとユウコさんのセッションはその後も続きました．セッションの中では，やはりノゾミちゃんの育児のことが話題になりました．
　ユウコさんが「何もかもうまくいかない」と泣きながら話す度に，あなたは毎回その内容を詳しく聴いてユウコさんの気持ちをていねいに受け止めました．そして，何がどのようにうまくいかなくてどうしたらよかったのかをユウコさんと一緒に考えると同時に，どんなに小さなことでもいいからうまくいったことは何だったのかをともに探して評価しました．それまでずっと「家事も育児も，完璧にしないといけない」「少しでも失敗したら，全然駄目なのと一緒」「周囲から認めてもらえない」と考えてきたユウコさんにとっては，自分がまったく駄目だと思っていた出来事の中に，わずかではあれ自分にもできていることがあり，それを認めて一緒に喜んでくれる人がいるという体験が自信になったようです．回を重ねるうちに，ユウコさんは「うまくいかない」出来事を話しながらも「でも，ここはうまくいった」と小さく笑顔を見せるようになりました．
　しばらくすると，ユウコさんが「次はこうしてみようかなって思うんだけど…」と育児について自分の考えを述べることがでてきました．あなたはユウコさんの考えを詳しく聴いて，アドバイスをつけ加えながらも，ユウコさんの主体性を尊重してやってみるよう促しました．次のセッションで，ユウコさんは「完璧にはできなかったけど，まあまあうまくいった．私もやればできるじゃん」とうれしそうにはにかみながら報告しました．そして「育児をお母さんの考えでやらされて」きたのは，「自分の考えでやってうまくいかなかったら，またお前はだめだって言われる」と思うと怖かったからなのだと話しました．その後，もともとまじめで努力家のユウコさんは，いろいろなことを自分の考えで試行錯誤し，その結果うまくいったこと，いかなかったことをセッションで話しました．ときにはユウコさん

とお母さんの意見が対立することもありましたが,「ノゾミの母親は私なんだから黙っててよ」と主張することもありました.

　ユウコさんの気持ちが落ち着いて友達ママとのつきあいがもてるようになると,そのこともセッションの話題になりました.ユウコさんは近所の友達ママと子育て失敗談で盛り上がったと楽しそうに話しながら「他のママも子どもが泣いてても起きられないことあったって聞いておかしくて笑っちゃった.それでも母親失格じゃないんだって思った」「失敗あっても,みんなでがんばろうねーって話して元気になった.イジメじゃない友達ってこういうものかと思った」と言いました.何気ない日常の話を気軽にできる仲間がいることはユウコさんの大きな支えになっているようでした.

　ノゾミちゃんが歩き始めるようになったころ,あなたはユウコさんとの面接を終了することにしました.ユウコさんの気持ちや対人関係が安定して,ある程度自分でやっていけそうだという見通しがもてるようになったからです.最後のセッションでユウコさんは今までのことをふり返り,「ノゾミが私のとこに生まれてきてくれてよかったって思う.ノゾミがいることでいろいろ大変なこともあるけど,ノゾミにママにしてもらってるっていうか.ノゾミがいなかったらいつも完璧にできないと駄目な自分のままだった.前は全然わかんなかったけど『言葉で説明できない人と人とのめぐりあわせ』ってこういうことかって思う」と話しました.あなたは「今日でお別れするのはさみしくなるけど,あなたが自分でやっていけるようになったのはうれしい.もしまた何かあったらいつでも連絡して」と言いました.

　その後,ノゾミちゃんの2歳の誕生日のころに,元気にしている旨のメールがユウコさんからきました.あなたは,「ユウコさんはノゾミちゃんのお陰でママにしてもらったといっているけど,私はユウコさんのお陰で助産師にしてもらったんだ」と独り言をいいました.

周産期メンタルヘルスサービス

　妊娠，出産，育児という一連の出来事の中で心理的支援が必要な場面は多い．こうした支援を担う専門職は誰であろうか．妊娠期間中に実際にクライエントに頻回に接するは産科医や助産師，看護師である．こうした接触は少なくとも産後1か月健診までは続く．やがてその役割は地域の保健師や児を診る小児科医に移行する．保育が始まれば保育士が母児のメンタルヘルスケアを一線で担うことになろう．これ以外にも多くの職種の人々が周産期メンタルヘルスケアの主体となる．"こころ"の専門家である精神科医や心理士は，実はこうしたサービスの中で占める率は低い．需要に見合うだけの人数が足りないことも一因であるが，需要のあるクライエントに直接に接する機会が少ないことも大きな理由の1つである．クライエン

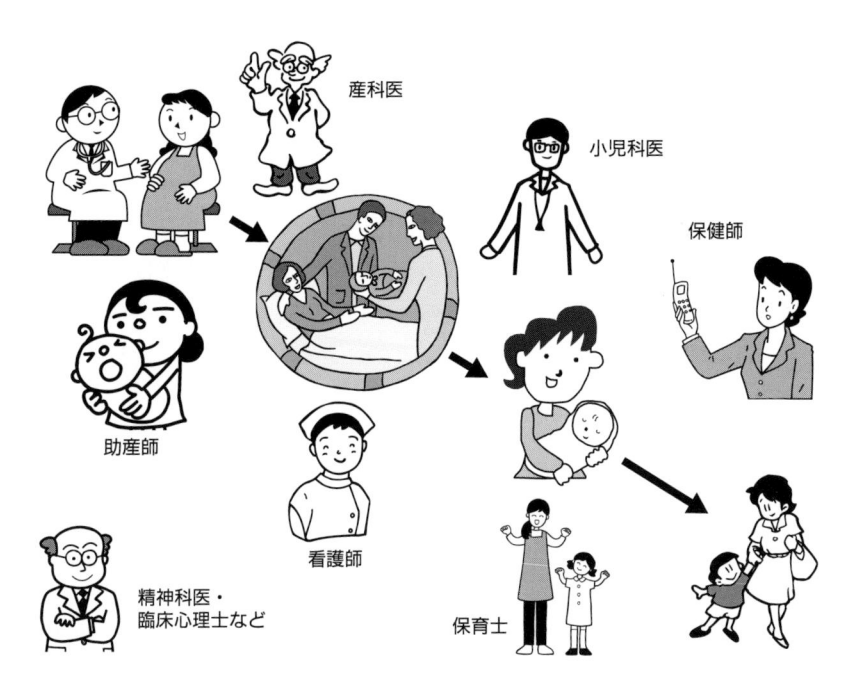

図 31．周産期メンタルヘルスサービス

トの側から見れば，妊娠，出産，育児について相談すべき専門家は，産科医，小児科医，助産師，保健師，看護師，保育士であって，決して心理士ではない．まして精神科医であるはずがない．産後うつ病になったとしても彼女たちが希望する治療は薬物療法ではなく心理的支援である(Chabrol, Teissedre, Armitage, Danel, & Walburg, 2004)．

しかし，産科医，小児科医，助産師，保健師，看護師，保育士が一人ですべての事柄を，妊娠から子育てにいたるまで長期間にわたって行えるものではない．したがって，それぞれの専門職相互の連絡・協力が不可欠である．多くの職種の人々が関わってくれているという事実がクライエントにとって良好なソーシャルネットワークになることは第4章で述べた通りである．産科医から保健師への医療情報提供書の送付，地域におけるカンファレンスなど公的・私的なネットワークの活用が望まれる．こうしたネットワーク作りを促進する地方行政施策も大切である．

こうした多職種ネットワークによる周産期メンタルヘルスケアの質の向上は，心理状態の評価(診断)と援助(治療)の技術の向上なしには考えられない．本書がその一助になれば，執筆者一同にとって望外の喜びである．われわれ一人ひとりが自らの子ども時代を振り返り，もしそれが幸せなものであったなら，そうした幸せを次の世代の子どもたちにも与えようと思い，また，もしそれが不幸なものであったなら，そうした不幸は次の世代の子どもたちには与えないようにすると，皆が心に誓えば，すべての母児が「この親に生まれてよかった」「この子を生んでよかった」と感じることのできる世界は来るであろう．

●引用文献

Affleck, G., Tennen, H., Rowe, J., & Higgins, P. (1990). Mothers' remembrances of newborn intensive care: a predictive study. *Journal of Pediatric Psychology, 15*, 67-81.

Antonovsky, A. (1987). *Unraveling the Mystery of Health: How People Manage Stress and Stay Well*. San Francisco: Jossey-Bass Publishers.

Baker, D., North, K., the ALSPAC Study Team (1999). Does employment improve the health of lone mothers? *Social Science and Medicine, 49*, 121-131.

Bierut, L. J., Heath, A. C., Bucholz, K. K., Dinwiddie, S. H., Madden, P. A. F., Statham, D. J., et al. (1999). Major depressive disorder in a community-based twin sample: are there different genetic and environmental contributions for men and women? *Archives of General Psychiatry, 56*, 557-563.

Chabrol, H., Teissedre, F., Armitage, J., Danel, M., & Walburg, V. (2004). Acceptability of psychotherapy and antidepressants for postnatal depression among newly delivered mothers. *Journal of Reproductive and Infant Psychology, 22*, 5-12.

Conger, R. D., Conger, K. J., Elder, G. H., LOrenz, F. O., Simons, R. L., & Whitbeck, L. B. (1992). A family process model of economic hardship and adjustment of early adolescent boys. *Child Development, 63*, 526-541.

Conger, R. D., Rueter, M. A., & Elder, G. H. (1999). Couple resilience to economic pressure. *Journal of Personality and Social Psychology, 76*, 54-71.

Cornish, A. M., McMahon, C. A., Ungerer, J. A., Barnett, B., Kowalenko, N., & Tennant, C. (2005). Postnatal depression and infant cognitive and motor development in the second postnatal year: the impact of depression chronicity and infant gender. *Infant Behavior and Development, 28*, 407-417.

Corney, R. H. (1987). Marital problems and treatment outcome in depressed women: a clinical trial of social work intervention. *British Journal of Psychiatry, 151*, 652-659.

Costello, E. J., Compton, S. N., Keeler, G., & Angold, A. (2003). Relationships between poverty and psychopathology: a natural experiment. *Journal of American Association of Medicine, 290*, 2023-2029. (*negative data, relation with externalizing bnehaviour*)

Crowther, J. H. (1985). The relationship between depression and marital maladjustment: a descriptive study. *Journal of Nervous and Mental Disease, 173*, 227-231.

Dickstein, S. & Parke, R. D. (1988). Social referencing in infancy: a glance at fathers and marriage. *Child Development, 59*, 506-511.

Diener, E. (1984). Subjective well-being. *Psychological Bulletin, 95*, 542-575.

Diener, E., Emmons, R. A., Larsen, R. J., Griffin, S. (1985). The satisfaction with life scale. *Journal of Personality Assessment, 49*, 71-75.

Dodge, K. A., Pettit, G. S., & Bates, J. E. (1994). Socialization mediators of the relation between socioeconomic status and child conduct problems. *Child Development, 65*, 649-665.

DuBois, D. L., Felner, R. D., Meares, H., & Krier, M. (1994). Prospective investigation of the effects of socioeconomic disadvantage, life stress, and social support on early adolescent adjustment. *Journal of Abnormal Psychology, 103*, 51-522.

Dunn, J., Deater-Deckard, K., Pickering, K., Golding, J., & the ALSPAC Study Team (1999). Siblings, parents, and partners: family relationships within a longitudinal community study. *Journal of Child Psychology and Psychiatry, 40*, 1025-1037.

Enns, M., & Cox, B. (2005). Psychosocial and clinical predictors of symptom persistence vs remission in major depressive disorder. *Canadian Journal of Psychiatry, 50*, 769-777.

Enns, M. W., & Cox, B. J. (2005). Perfectionism, stressful life events, and the 1-year outcome of depression. *Cognitive Therapy and Research, 29*, 541-553.

Field, T., Nadel, J., Hernandez-Reif, M., Diego, M., Vera, Y., Gil, K., et al. (2005). Depressed mothers' infants show less negative affect during non-contingent interactions. *Infant Behavior & Development, 28*, 426-430.

Fine, M. A., & Kurdek, L. A. (1995). Relation between marital quality and (step) parent-child relationship quality for parents and stepparents in stepfamilies. *Journal of Family Psychology, 9*, 216-223.

Fleming, A. S., Ruble, D. N., Flett, G. L., & Shaul, D. L. (1988). Postpartum adjustment in first-time mothers: relations between mood, maternal attitudes, and mother-infant interactions. *Developmental Psychology, 24*, 71-81.

Glazier, R. H., Elgar, F. J., Goel, V., & Holzapfel, S. (2004). Stress, social support, and emotional distress in a community sample of pregnant women. *Journal of Psychosomatic Obstetrics and Gynecology, 25*, 247-255.

Glenn, N. D. & Kramer, K. B. (1987). The marriages and divorces of the children of divorce. *Journal of Marriage and the Family, 49*, 811-825.

Goering, P. N., Lancee, W. J., & Freeman, J. J. (1992). Marital support and recovery from depression. *British Journal of Psychiatry, 160*, 76-82.

Gomez, R., & McLaren, S. (2006). The association of avoidance coping style, and perceived mother and father support with anxiety/depression among late adolescents: applicability of resiliency models. *Personality and Individual Differences, 40*, 1165-1176.

Haine, R. A., Wolchik, S. A., Sandler, I. N., Millsap, R. E., & Ayers, T. S. (2006). Positive parenting as a protective resource for parentally bereaved children. *Death Studies, 30*, 1-28.

Harnish, J. D., Dodge, K. A., & Valente, E. (1995). Mother-child interaction quality as a partial mediator of the roles of maternal depressive

symptomatology and socioeconomic status in the development of child behavior problems. *Child Development, 66*, 739-753.
James, J. B., & Zarrett, N. (2005). Ego identity in the lives of older women: a follow-up of mothers from the Sears, Maccoby, and Levin (1951) patterns of child rearing study. *Journal of Adult Development, 12*, 155-167.
Jones-Webb, R. J. & Snowden, L. R. (1993). Symptoms of depression among blacks and whites. *American Journal of Public Health, 83*, 240-244.
Jouriles, E. N., Murphy, C. M., & O'Leary, K. D. (1989). Interspousal aggression, marital discord, and child problems. *Journal of Counseling and Clinical Psychology, 57*, 453-455.
Kendler, K. S., Gatz, M., Gardner, C. O., & Pedersen, N. L. (2006). Personality and major depression: a Swedish longitudinal, population-based twin study. *Archives of General Psychiatry, 63*, 1113-1120.
Kendler, K. S., Kessler, R. C., Neale, M. C., Heath, A., & Eaves, L. J. (1993). The prediction of major depression in women: toward an integrated etiologic model. *American Journal of Psychiatry, 150*, 1139-1148.
Kendler, K. S., & Prescott, C. A. (1999). A population-based twin study of lifetime major depression in men and women. *Archives of General Psychiatry, 56*, 39-44.
Kerig, P. K., Cowan, P. A., & Cowan, P. C. (1993). Marital quality and gender differences in parent-child interaction. *Developmental Psychology, 29*, 931-939.
King, L. A., Hicks, J. A., Krull, J. L., & Del Gaiso, A. K. (2006). Positive affect and the experience of meaning in life. *Journal of Personality and Social Psychology, 90*, 179-196.
Kitamura, T., Takauma, F., Tada, K., Yoshida, K., & Nakano, H. (2004). Postnatal depression, social support, and child abuse. *World Psychiatry, 3*, 100-101.
Lara, M. E., Leader, J., & Klein, D. N. (1997). The association between social support and course of depression: is it confounded with personality? *Journal of Personality and Social Psychology, 106*, 478-482.
Leiferman, J. A., Ollendick, T. H., Kunkel, D., & Christie, I. C. (2005). Mothers' mental distress and parenting practices with infants and toddlers. *Archives of Women's Mental Health, 8*, 243-247.
Lempers, J. D., Clark-Lempers, D., & Simons, R. L. (1989). Economic hardship, parenting, and distress in adolescence. *Child Development, 60*, 25-39.
Lindsay, J. E., & Scott, W. D. (2006). Dysphoria and self-esteem following an achievement event: predictive validity of goal orientation and personality

theories of vulnerability. *Cognitive Therapy and Research*, 29, 769-785.
Lorant, V., Croux, C., Weich, S., Deliège, D., Mackenbach, J., & Ansseau, M. (2007). Depression and socio-economic risk factors: 7-year longitudinal population study. *British Journal of Psychiatry, 190*, 293-298.
Maciejewski, P. K., Prigerson, H. G., & Mazure, C. M. (2000). Self-efficacy as a mediator between stressful life events and depressive symptoms: differences based on history of prior depression. *British Journal of Psychiatry, 176*, 373-378.
McLearn, K. T., Minkovitz, C. S., Strobino, D., Marks, E., & Hou, W. (2006). Maternal depressive symptoms at 2 to 4 months post partum and early parenting practices. *Archives of Pediatrics and Adolescence Medicine, 160*, 279-284.
Mongrain, M., & Blackburn, S. (2006). Cognitive vulnerability, lifetime risk, and the recurrence of major depression in graduate student. *Cognitive Therapy and Research, 29*, 747-768.
Murray, L., & Cooper, P. J. (1997). Postpartum depression and child development. *Psychological Medicine, 27*, 253-260.
Nadel, J., Soussignan, R., Canet, P., Libert, G., & Gérardin, P. (2005). Two-month-old infants of depressed mothers show mild, delayed and persistent change in emotional state after non-contingent interaction. *Infant Behavior & Development, 28*, 418-425.
Nes, R. B., Røysamb, E., Tambs, K., Harris, J. R., Reichborn-Kjennerud, T. (2006). Subjective well-being: genetic and environmental contributions to stability and change. *Psychological Medicine, 36*, 1033-1042.
Ostler, K., Thompson, C., Kinmonth, A.-L. K., Peveler, R. C., Stevens, L., & Stevens, A. (2001). Influence of socio-economic deprivation on the prevalence and outcome of depression in primary care. *British Journal of Psychiatry, 178*, 12-17.
Patterson, G. R. & Stouthamer-Loeber, M. (1984). The correlation of family management practices and delinquency. *Child Development, 55*, 1299-1307.
Peisah, C., Brodaty, H., Luscombe, G., & Anstey, K. J. (2004). Children of a cohort of depressed patients 25 years later: psychopathology and relationship. *Journal of Affective Disorders, 82*, 385-394.
Recker, G. T., Peacock, E. J, & Wong, P. T. P. (1987). Meaning and purpose in life and well-being: a life-span perspective. *Journal of Gerontology, 42*, 44-49.
Roberts, B. W., O'Donnell, M., & Robins, R. W. (2004). Goal and personality trait development in emerging adulthood. *Journal of Personality and Social*

Psychology, 87, 541-550.
Roe, D., & Ben-Yishai, A. (1999). Exploring the relationship between the person and the disorder among individuals hospitalized for psychosis. *Psychiatry, 62*, 370-380.
Ryan, A. M., & Shim, S. S. (2006). Social achievement goals: the nature and consequences of different orientations toward social competence. *Personality and Social Psychology Bulletin, 32*, 1246-1263.
Ryff, C. D. (1989) Happiness is everything, or it? Explorations on the meaning of psychological well-being. *Journal of Personality and Social Psychology, 57*, 1069-1081.
Ryff, C. D. (1995). Psychological well-being in adult life. *Current Directions in Psychological Science, 4*, 99-104.
Ryff, C. D., & Keyes, C. L. M. (1995) The structure of psychological well-being revisited. *Journal of Personality and Social Psychology, 69*, 719-727.
Ryff, C. D., Lee, Y. H., Essex, M. J., & Schmutte, P. S. (1994). My children and me: midlife evaluations of grown children and self. *Psychology and Aging, 9*, 195-205.
Ryff, C. D., & Singer, B. (1998) Middle age and well-being. *Encyclopedia of Mental Health, vol. 2*, pp.707-719, Academic Press.
Ryff, C. D., & Singer, B. (1998). The contours of positive human health. *Psychological Inquiry, 9*, 1-28.
Sheldon, K. M., Houser-Marko, L., & Kasser, T. (2006). Does autonomy increase with age? Comparing the goal motivations of college students and their parents. *Journal of Research in Personality, 40*, 168-178.
Siomons, R. L., Lorenz, F. O., Wu, C.-I., & Conger, R. D. (1993). Social network and marital support as mediators and moderators of the impact of stress and depression on parental behavior. *Developmental Psychology 29*, 368-381.
Tangney, J. P., Baumeister, R. F., & Boone, A. L. (2004). High self-control predicts good adjustment, less pathology, better grades, and interpersonal success. *Journal of Personality, 72*, 271-322.
Waring, E. M. & Patton, D. (1984). Marital intimacy and depression. *British Journal of Psychiatry, 145*, 641-644.
Wood, D., Halfon, N., Scarlata, D., Newacheck, P., & Nessim, S. (1993). Impact of family relocation on children's growth, development, school function, and behavior. *Journal of American Medical Association, 270*, 1334-1338.
Wu, C.-H., & Yao, G. (2006). Analysis of factorial invariance across gender in the Taiwan version of the Satisfaction with Life Scale. *Personality and*

Individual Differences, 40, 1259-1268.
Zelkowitz, P., Schinazi, J., Katofsky, L., Saucier, J. F., Valenzuela, M, Westreich, R., & Dayan, J. (2004). Factors associated with depression in pregnant immigrant women. *Transcultural Psychiatry, 41*, 445-464.
Zika, S., & Chaberlain, K. (1987). Relation of hassles and personality to subjective well-being. *Journal of Personality and Social Psychology. 53*, 15-162.
Zika, S., & Chaberlain, K. (1992). On the relation between meaning in life and psychological well-being. *British Journal of Psychology, 83*, 133-145.

索引

欧文

ATQ(Automatic Thoughts Questionnaire) 108
BDI(Beck Depression Inventory) 41
Beck 103
CCI(Crandell Cognitions Inventory) 108
CES-D(Center for Epidemiologic Studies Depression Scale) 41,174
CISS(Coping Inventory for Stressful Situations) 89
―― 尺度 93
Cloninger らのパーソナリティ理論 124
DAS(Dysfunctional Attitude Scale) 108
DSM-IV 15,50
―― と産後うつ病 19
EPDS(Edinburgh Postnatal Depression Scale) エジンバラ出産後抑うつ症尺度 149
HRSD(Hamilton Rating Scale for Depression) 41
EBM(Evidence-Based Medicine) 40
IBM(Intimate Bond Measure) 親密性尺度 149
IPSM(Interpersonal Sensitivity Measure) 対人感受性尺度 149
LEDS(Life Events and Difficulties Schedule) 52
PBI(Parental Bonding Instrument) 110,145
RFLI(Reasons for Living Inventory) 196
SDS(Zung Self-Rating Depression Scale) 42
SIS(Suicide Intent Scale) 189
SRS(Social Readjustment Scale) 51
TCI(Temperament and Character Inventory) 128

あ

愛情欠損的統制 affectionlesscontrol 154
愛着 141
―― attachment 143
―― 行動 141
―― 障害 210
―― の量と質 143
アタッチメント理論 152
アルコール症 159
遺伝 207
易疲労性 fatiguability 37,43
因子分析 factor analysis 32,40
うつ病 53
―― 性仮性痴呆 pseudodementia
―― 性昏迷 depressive stupor 37

――の症状　31
――の性差　21
エジンバラ出産後抑うつ症尺度　EPDS (Edinburgh Postnatal Depression Scale)　149
嘔気　38

か

過干渉　overprotection　145
過食　38
仮面うつ病　38
過眠　hypersomnia　36
感情　33
完遂・既遂自殺　188
気質　temperament　122
希死念慮　suicidal ideation　38,43,187
既遂自殺　190
期待されたサポート　68
気分障害　149
基本的愛着　144
虐待の連鎖　177
共分散構造分析　93
ケア　145
軽症化うつ病　124
傾聴　143
構造化面接　structured in terview　51
コーピング　coping　85,86,91
――の分類と尺度　89
――，回避優先　avoidance-oriented coping　89,94
――，課題優先の　task oriented coping　94
――，情動焦点的　emotional focused coping　90
――，情動優先　emotion-oriented coping　94
――，問題焦点的　problem focused coping　89
――，反芻的　ruminative coping/rumination　95
固執　125
子育て　210
コンパニオンシップ　72

さ

罪業感　160
罪業妄想　delusion of guilt　35
産後うつ病　19
――の疫学　22
――のライフイベンツ　56
産後の希死念慮・自殺未遂・自殺既遂　194
自己意識　self consciousness　35
思考制止（抑制）　34
自己概念　92
自己効力感　88,92
自己志向　127
自己記入式調査票　self-rating scale　51
自己超越　127
自殺　38
――学　187
――企図　188
――行動の危険因子　191
――念慮　20
――未遂　38
自傷行為　188

—— self-mutilation 188
自責感 43
施設症 hospitalism 144
実行されたサポート 68
児童虐待 child abuse 167, 210
　—— からうつ病発症へのプロセスについての理論 175
　—— と産後うつ病の関係 176
　—— とその長期転帰に関する研究 171
　—— の頻度 169
　—— 防止法 168
自動思考 automatic thought 105
児の数と自殺率 195
社会的不利益 208
周産期うつ病とパーソナリティ 132
周産期の希死念慮と危険要因 193
周産期の自殺学 193
症状 symptoms 14
情緒的サポート 72
情報的サポート 72
食欲の低下 37
自律神経 49
新奇性追求 125
心気妄想 hypochondriacal delusion 35
心身症 psychosomatic disease 50
人生早期の離・死別 160
身体的虐待 168
親密性尺度 IBM(Intimate Bond Measure) 149
信頼感 144
心理的虐待 168

心理的出来事 49
心理的な quality of life 209
推論の誤り 105, 106
スキーマ schema 104
ストレス stress 47
　—— の認知評価モデル 69
　—— 反応 stress reaction 48
ストレッサー stressor 48
成育環境 142
性格 character 122
精神運動制止 psychomotor retardation 37, 43
精神運動性の焦燥 psychomotor agitation 37
精神分析的家族力動論 143
性的虐待 168
性役割 141
積極的に傾聴する 158
摂食障害 172
接触の質 142
ソーシャルアンダーマイニング 72, 79
ソーシャルサポート 65
　—— のマッチング仮説 72, 79
ソーシャルネットワーク 66
損害回避 125

た

対人感受性尺度 IPSM(Interpersonal Sensitivity Measure) 149
対人的アタッチメント・スタイル 149
多軸診断 15
痴呆症 49
道具的サポート 72

特定用語 specifier　19

な

内因性うつ病　124
日内変動 diurnal variation　34
認知症　49
認知の歪み理論　103
妊娠中の希死念慮・自殺未遂・自殺既遂　193
ネグレクト　168

は

パーソナリティ personality　121
　——の概念　121
　——の成立　132
　——の評価　122
発達課題　144
ハミルトンうつ病評価尺度(HRSD)　41
被虐待児症候群 battered child syndrome　167
微小妄想 delusion of belittlement　35
日内変動 diurnal variation　34
被養育経験　142
　——の質的貧困　144
評価的サポート　72
病識 insight　38
表出する効果　158
病性仮性痴呆 pseudodementia　35
貧困　208
　——妄想 delusion of poverty　35
夫婦関係　209
副腎皮質ホルモン　49

物理的困難　48
不眠症 insomnia　36
フロイト理論　141
防衛機制 defense mechanism　88
報酬依存　125
母性神話　143
母性剥奪 maternal deprivation　143
母性論　141

ま

見慣れない場面実験法 strange situation method　143

や

有害な養育　153
養育行動　142
養育の質　144
幼少期経験　143
要素心理学 faculty psychology　31
抑うつ　160
　——感　33
　——スキーマ depressogenic schema　105, 107
予後予測 prognosis　15
喜びと楽しみの喪失 anhedria　34

ら

ライフイベンツ life events　47
　——とうつ病　53
　——の種類（分類）　50, 51
離人症 depersonalization　36
両価的 ambivalent　152